医院会计制度

中华人民共和国财政部 制定

经济科学出版社

图书在版编目（CIP）数据

医院会计制度／中华人民共和国财政部制定．
—北京：经济科学出版社，2011.1
ISBN 978－7－5141－0333－5

Ⅰ．①医... Ⅱ．①中... Ⅲ．①医院－会计制度－中国
Ⅳ．①R197.322

中国版本图书馆 CIP 数据核字（2011）第 007475 号

责任编辑：黄双蓉
责任校对：王肖楠
技术编辑：王世伟

医院会计制度

中华人民共和国财政部制定

经济科学出版社出版、发行　新华书店经销
社址：北京市海淀区阜成路甲28号　邮编：100142
总编部电话：88191217　发行部电话：88191540
网址：www.esp.com.cn
电子邮件：esp@esp.com.cn
北京联兴盛业印刷股份有限公司印装
787×1092　32开　6.25印张　200000字
2011年1月第1版　2011年1月第1次印刷
印数：00001—30000册
ISBN 978－7－5141－0333－5　定价：25.00元
（图书出现印装问题，本社负责调换）
（版权所有　翻印必究）

财政部文件

财会〔2010〕27号

财政部关于印发《医院会计制度》的通知

各省、自治区、直辖市、计划单列市财政厅（局），新疆生产建设兵团财务局：

  为了适应社会主义市场经济和医疗卫生事业发展的需要，进一步规范医院的会计核算，提高会计信息质量，根据《中华人民共和国会计法》以及国家有关法律法规的规定，结合医院特点，我部修订了《医院会计制度》。现将修订后的《医院会计制度》印发给你们，请遵照执行。执行中有何问题，请及时反馈我部。

  附件：医院会计制度

二〇一〇年十二月三十一日

目 录

医院会计制度 …………………………………（ 1 ）

第一部分 总说明 ……………………………（ 3 ）
第二部分 会计科目名称和编号 ……………（ 8 ）
第三部分 会计科目使用说明 ………………（ 11 ）
第四部分 会计报表格式 ……………………（ 98 ）
第五部分 会计报表编制说明 ………………（ 106 ）
第六部分 成本报表参考格式 ………………（ 135 ）

附录 相关法规及规范性文件 …………（ 141 ）

中华人民共和国会计法 ………………………（ 143 ）
会计基础工作规范 ……………………………（ 157 ）
会计档案管理办法 ……………………………（ 184 ）

医院会计制度

目 录

第一部分　总说明

第二部分　会计科目名称和编号

第三部分　会计科目使用说明

第四部分　会计报表格式

第五部分　会计报表编制说明

第六部分　成本报表参考格式

第一部分 总说明

一、为了规范医院的会计核算，保证会计信息的真实、完整，根据《中华人民共和国会计法》、事业单位会计准则及国家有关法律法规的规定，制定本制度。

二、本制度适用于中华人民共和国境内各级各类独立核算的公立医院（以下简称医院），包括综合医院、中医院、专科医院、门诊部（所）、疗养院等，不包括城市社区卫生服务中心（站）、乡镇卫生院等基层医疗卫生机构。

企业事业单位、社会团体及其他社会组织举办的非营利性医院可参照本制度执行。

三、医院会计采用权责发生制基础。

医院会计要素包括资产、负债、净资产、收入和费用。

四、医院应当按照下列规定运用会计科目：

（一）医院应当按照本制度的规定，设置和使用会计科目。在不影响会计处理和编报会计报表的前提下，可以自行设置本制度规定之外的明细科目。

（二）本制度统一规定会计科目的编号，以便于编制会计凭证、登记账簿、查阅账目，实行会计信息化管理。医院不得随意打乱重编。

（三）医院在编制会计凭证、登记会计账簿时，应当填列会计科目的名称，或者同时填列会计科目的名称和编号，不得只填列科目编号、不填列科目名称。

五、医院财务报告是反映医院某一特定日期的财务状况和某一会计期间的收入费用、现金流量等的书面文件。医院财务报告由会计报表、会计报表附注和财务情况说明书组成。

六、医院财务报告分为中期财务报告和年度财务报告。以短于一个完整的会计年度的期间（如季度、月度）编制的财务报告称为中期财务报告。年度财务报告则是以整个会计年度为基础编制的财务报告。

医院对外提供的年度财务报告应按有关规定经过注册会计师审计。

七、医院对外提供的财务报告的内容、会计报表的种类和格式、会计报表附注应予披露的主要内容等，由本制度规定；医院内部管理需要的会计报表由医院自行规定。

八、医院财务报告中的会计报表包括资产负债表、收入费用总表、现金流量表、财政补助收支情况表以及有关附表。

医院应当根据本制度有关会计报表的编制基础、编制依据、编制原则和方法的要求，对外提供真实、完整的会计报表。医院不得违反规定，随意改变会计报表的编制基础、编制依据、编制原则和方法，不得随意改变本制度规定的会计报表有关数据的会计口径。

医院会计报表应当根据登记完整、核对无误的账簿记录和其他有关资料编制，要做到数字真实、计算准确、内容完整、报送及时。

九、医院会计报表附注是为便于会计报表使用者理解会计报表的内容而对会计报表的编制基础、编制依据、编制原则和方法及主要项目等所作的解释。医院会计报表附注至少应当包括下列内容：

（一）遵循《医院会计制度》的声明；

（二）重要会计政策、会计估计及其变更情况的说明；

（三）重要资产转让及其出售情况的说明；

（四）重大投资、借款活动的说明；

（五）会计报表重要项目及其增减变动情况的说明；

（六）以前年度结余调整情况的说明；

（七）有助于理解和分析会计报表需要说明的其他事项。

十、医院财务情况说明书至少应当对医院的下列情况做出说明：

（一）业务开展情况；

（二）年度预算执行情况；

（三）资产利用、负债管理情况；

（四）成本核算及控制情况；

（五）绩效考评情况；

（六）需要说明的其他事项。

医院财务情况说明书中对上述事项（四）的说明应附有成本报表（成本报表参考格式参见本制度第六部分）。

十一、医院对外提供的财务报告应当由单位负责人和主管会计工作的负责人、会计机构负责人（会计主管人员）签名并盖章；设置总会计师的单位，还应当由总会计师签名并盖章。

十二、医院会计机构设置、会计人员配备、会计档案管理、内部会计监督与控制以及相关会计基础工作等，按照《中华人民共和国会计法》、会计基础工作规范、会计档案管理办法等规定执行。

十三、医院对基本建设投资的会计核算除按照本制度执行外，还应按国家有关规定单独建账、单独核算。

十四、本制度由财政部负责解释。

十五、本制度自 2011 年 7 月 1 日起在公立医院改革国家联系试点城市施行，自 2012 年 1 月 1 日起在全国施行。1998 年 11 月 17 日财政部、卫生部印发的《医院会计制度》（财会字［1998］58 号）同时废止。

第二部分
会计科目名称和编号

序 号	编 号	名 称
一、资产类		
1	1001	库存现金
2	1002	银行存款
3	1003	零余额账户用款额度
4	1004	其他货币资金
5	1101	短期投资
6	1201	财政应返还额度
	120101	财政直接支付
	120102	财政授权支付
7	1211	应收在院病人医疗款
8	1212	应收医疗款
9	1215	其他应收款
10	1221	坏账准备
11	1231	预付账款
12	1301	库存物资
13	1302	在加工物资

续表

序　号	编　号	名　称
14	1401	待摊费用
15	1501	长期投资
	150101	股权投资
	150102	债权投资
16	1601	固定资产
17	1602	累计折旧
18	1611	在建工程
19	1621	固定资产清理
20	1701	无形资产
21	1702	累计摊销
22	1801	长期待摊费用
23	1901	待处理财产损溢
二、负债类		
24	2001	短期借款
25	2101	应缴款项
26	2201	应付票据
27	2202	应付账款
28	2203	预收医疗款
29	2204	应付职工薪酬
30	2205	应付福利费
31	2206	应付社会保障费
32	2207	应交税费
33	2209	其他应付款
34	2301	预提费用
35	2401	长期借款
36	2402	长期应付款
三、净资产类		
37	3001	事业基金
38	3101	专用基金

续表

序　号	编　号	名　称
39	3201	待冲基金
	320101	待冲财政基金
	320102	待冲科教项目基金
40	3301	财政补助结转（余）
41	3302	科教项目结转（余）
42	3401	本期结余
43	3501	结余分配
四、收入类		
44	4001	医疗收入
	400101	门诊收入
	400102	住院收入
45	4101	财政补助收入
	410101	基本支出
	410102	项目支出
46	4201	科教项目收入
47	4301	其他收入
五、费用类		
48	5001	医疗业务成本
49	5101	财政项目补助支出
50	5201	科教项目支出
51	5301	管理费用
52	5302	其他支出

第三部分
会计科目使用说明

一、资产类

1001　库存现金

一、本科目核算医院的库存现金。

二、医院应当严格按照国家有关现金管理的规定收支现金，并按照本制度规定核算现金的各项收支业务。

三、库存现金的主要账务处理如下：

（一）从银行提取现金，按照提取金额，借记本科目，贷记"银行存款"科目；将现金存入银行，按照存入金额，借记"银行存款"科目，贷记本科目。

（二）从零余额账户中提取现金，借记本科目，贷记"零余额账户用款额度"科目。

（三）因支付内部职工出差等原因所需的现金，按照借出金额，借记"其他应收款"科目，贷记本科目；收到出差人员交回的差旅费剩余款并结算时，按实际收回的现金，借记本科目，按应报销的金额，借记有关科目，按实际借出的现金，贷记"其他应收款"科目。

（四）因其他原因收到现金，借记本科目，贷记有关科目；支出现金，借记有关科目，贷记本科目。

四、医院应当设置"现金日记账"，按照业务发生顺序逐笔登记。每日终了，应当计算当日的现金收入合计数、现金支出合计数和结余数，并将结余数与实际库存数核对，做到账款相符。

每日账款核对中发现现金溢余或短缺的，应当及时进行处理。如发现现金溢余，属于应支付给有关人员或单位的部分，借记本科目，贷记"其他应付款"科目；属于无法查明的其他原因的部分，借记本科目，贷记"其他收入"科目。如发现现金短缺，属于应由责任人赔偿的部分，借记"其他应收款"科目，贷记本科目；属于无法查明原因的部分，报经批准后，借记"其他支出"科目，贷记本科目。

五、本科目期末借方余额，反映医院实际持有的库存现金。

1002 银行存款

一、本科目核算医院存入银行的各种存款。

医院的银行本票存款、银行汇票存款、信用卡存款等在"其他货币资金"科目核算，不在本科目核算。

二、医院应当严格按照国家有关支付结算办法的规定办理银行存款收支业务，并按照本制度规定核算银行存款的各项收支业务。

三、银行存款的主要账务处理如下：

（一）将款项存入银行，借记本科目，贷记"库存现金"、"应收医疗款"、"医疗收入"、"科教项目收入"等科目。

（二）提取和支出存款时，借记"库存现金"、"应付账款"、"医疗业务成本"、"科教项目支出"、"管理费用"等科目，贷记本科目。

四、医院发生外币业务的，应当按照业务发生当日（或当期期初）的即期汇率，将外币金额折算为人民币记账，并登记外币金额和汇率。

期末，各种外币账户的外币余额应当按照期末汇率折合为人民币。按照期末汇率折合的人民币金额与原账面人民币金额之间的差额，作为汇兑损益计入当期管理费用。

（一）以外币购入库存物资、设备等，按照购入当日（或当期期初）的即期汇率将支付的外币或应支付的外币折算为人民币金额，借记"固定资产"、"库存物资"等科目，贷记本科目、"应付账款"等科目的外币账户。

（二）会计期末，根据各外币账户按期末汇率调整后的人民币余额与原账面人民币余额的差额，作为汇兑损益，借记或贷记本科目、"应付账款"等科目，贷记或借记"管理费用——其他费用"科目。

五、医院应当按开户银行、存款种类及币种等，分别设置"银行存款日记账"，按照业务的发生顺序逐笔登记，每日终了应结出余额。"银行存款日记账"应定期与"银行对账单"核对，至少每月核对一次。月度终了，医院银行存款账面余额与银行对账单余额之间如有差额，必须逐笔查明原因并进行处理，按月编制"银行存款余额调节表"，调节相符。

六、本科目期末借方余额，反映医院实际存放在银行的款项。

1003 零余额账户用款额度

一、本科目核算实行国库集中支付的医院根据财政部门批复的用款计划收到的零余额账户用款额度。

二、零余额账户用款额度的主要账务处理如下：

（一）在财政授权支付方式下，收到授权支付到账额度时，根据收到的额度金额，借记本科目，贷记"财政补助收入"科目。

（二）支用零余额账户用款额度时，按照支付金额，借记"医疗业务成本"、"财政项目补助支出"等科目，贷记本科目；对于支用额度为购建固定资产、无形资产或购买药品等库存物资发生的支出，还应借记"在建工程"、"固定资产"、"无形资产"、"库存物资"等科目，贷记"待冲基金——待冲财政基金"科目。

（三）从零余额账户提取现金时，借记"库存现金"科目，贷记本科目。

（四）年度终了，依据代理银行提供的对账单中的注销额度，借记"财政应返还额度——财政授权支付"科目，贷记本科目。医院本年度财政授权支付预算指标数大于零余额账户用款额度下达数的，根据未下达的用款额度，借记"财政应返还额度——财政授权支付"科目,贷记"财政补助收入"科目。

医院依据下年初代理银行提供的额度恢复到账通知书中的恢复额度,借记本科目,贷记"财政应返还额度——财政授权支付"科目。下年度医院收到财政部门批复的上年末未下达零余额账户用款额度时,借记本科目,贷记"财政应返还额度——财政授权支付"科目。

三、本科目期末借方余额,反映医院尚未支用的零余额账户用款额度。本科目年末应无余额。

1004 其他货币资金

一、本科目核算医院的银行本票存款、银行汇票存款、信用卡存款等各种其他货币资金。

二、本科目应设置"银行本票存款"、"银行汇票存款"、"信用卡存款"等明细科目,进行明细核算。

三、其他货币资金的主要账务处理如下:

(一)将款项交存银行取得银行本票、银行汇票,按照取得的银行本票、银行汇票金额,借记本科目,贷记"银行存款"科目。使用银行本票、银行汇票发生支付,按照实际支付金额,借记"库存物资"等科目,贷记本科目。如有余款或因本票、汇票超过付款期等原因而退回款项,按照退款金额,借记"银行存款"科目,贷记本科目。

(二)将款项交存银行取得信用卡,按照交存金额,借记本科目,贷记"银行存款"科目。用信用卡购物或支付有关费用,借记有关科目,贷记本科目。医院信用卡在使用过程中,需向其账户续存资金的,按照续存金额,借记本科目,贷记"银行存款"科目。

四、医院应加强对其他货币资金的管理,及时办理结算,对于逾期尚未办理结算的银行汇票、银行本票等,应按规定及时转回,按上述规定进行相应账务处理。

五、本科目期末借方余额,反映医院实际持有的其他货币资金。

1101 短期投资

一、本科目核算医院购入能随时变现并且持有时间不准备超过1年(含1年)的投资,主要指短期国债。

二、本科目应按债券的种类设置明细账,进行明细核算。

三、短期投资的主要账务处理如下:

(一)医院的短期投资在取得时,应当按照取得时的实际成本(包括购买价款以及税金、手续费等相关费用）作为投资成本，借记本科目，贷记"银行存款"等科目。

（二）短期投资持有期间收到利息等投资收益时，按实际收到的金额，借记"银行存款"等科目，贷记"其他收入——投资收益"科目。

（三）出售短期投资或到期收回短期债券本息，按实际收到的金额，借记"银行存款"科目，按出售或收回短期投资的成本，贷记本科目，按其差额，借记或贷记"其他收入——投资收益"科目。

四、本科目期末借方余额，反映医院持有的短期投资的实际成本。

1201　财政应返还额度

一、本科目核算实行国库集中支付的医院应收财政返还的资金额度。

二、本科目应设置"财政直接支付"和"财政授权支付"两个明细科目，进行明细核算。

三、财政应返还额度的主要账务处理如下：

（一）财政直接支付

年度终了，医院根据本年度财政直接支付预算指标数与当年财政直接支付实际支出数的差额，借记本科目（财政直接支付），贷记"财政补助收入"科目。

下年度财政直接支付上年未支付的预算指标数时，借记相关科目，贷记本科目（财政直接支付）。

（二）财政授权支付

年度终了，医院依据代理银行提供的对账单中的注销额度，借记本科目（财政授权支付），贷记"零余额账户用款额度"科目。医院本年度财政授权支付预算指标数大于零余额账户用款额度下达数的，根据未下达的用款额度，借记本科目（财政授权支付），贷记"财政补助收入"科目。

下年初，医院依据代理银行提供的额度恢复到账通知书中的恢复额度，借记"零余额账户用款额度"科目，贷记本科目（财政授权支付）。下年度医院收到财政部门批复的上年末未下达零余额账户用款额度时，借记"零余额账户用款额度"科目，贷记本科目（财政授权支付）。

四、本科目期末借方余额，反映医院应收财政返还的资金额度。

1211　应收在院病人医疗款

一、本科目核算医院因提供医疗服务而应向住院病人收取的医疗款。

二、医院应当按照住院病人对应收在院病人医疗款进行明细核算。

三、应收在院病人医疗款的主要账务处理如下：

（一）发生应收住院病人医疗款时，按照应收未收金额，借记本科目，贷记"医疗收入"科目。

（二）住院病人办理出院手续，结算医疗费时，如病人应付的医疗款金额大于其预交金额，应按病人补付金额，借记"库存现金"、"银行存款"等科目，按病人预交金额，借记"预收医疗款"科目，按病人应付的医疗款金额，贷记本科目；如病人应付的医疗款金额小于其预交金额，应按病人预交金额，借记"预收医疗款"科目，按病人应付的医疗款金额，贷记本科目，按退还给病人的差额，贷记"库存现金"、"银行存款"等科目。结转住院病人自负部分以外的应收医疗款或结转病人结算欠费，按应收在院病人医疗款总额中扣除病人自负部分以外的金额，或病人结算欠费金额，借记"应收医疗款"科目，贷记本科目。

四、本科目期末借方余额，反映医院尚未结算的应收在院病人医疗款。

1212　应收医疗款

一、本科目核算医院因提供医疗服务而应向门诊病人、出院病人、医疗保险机构等收取的医疗款。

二、本科目应当按照门诊病人、出院病人、医疗保险机构等设置明细账,进行明细核算。

三、应收医疗款的主要账务处理如下:

(一)结算门诊病人医疗费时,发生病人欠费的,按应收未收金额,借记本科目,贷记"医疗收入"科目。

门诊病人发生的医疗费中应由医疗保险机构等负担的部分,借记本科目,贷记"医疗收入"科目。

(二)住院病人办理出院手续结算医疗费时,结转出院病人自负部分以外的应收医疗款或结转出院病人结算欠费,按应收在院病人医疗款总额中扣除病人自负部分以外的金额,或病人结算欠费金额,借记本科目,贷记"应收在院病人医疗款"科目。

(三)收到病人等交来的医疗欠费时,按照实际收到的金额,借记"银行存款"、"库存现金"等科目,贷记本科目。

(四)同医疗保险机构结算应收医疗款时,按照实际收到的金额,借记"银行存款"科目,按照医院因违规治疗等管理不善原因被医疗保险机构拒付的金额,借记"坏账准备"科目,按照应收医疗保险机构的金额,贷记本科目,按照借贷方之间的差额,借记或贷记"医疗收入——门诊收入、住院收入(结算差额)"

科目。

四、医院应当于每年年度终了，对应收医疗款进行全面检查，计提坏账准备。对于账龄超过规定年限、确认无法收回的应收医疗款，应当按照有关规定报经批准后，按照无法收回的应收医疗款金额，借记"坏账准备"科目，贷记本科目。

如果已转销的应收医疗款在以后期间又收回，应按实际收回的金额，借记本科目，贷记"坏账准备"科目；同时，借记"银行存款"等科目，贷记本科目。

五、本科目期末借方余额，反映医院尚未收回的应收医疗款金额。

1215　其他应收款

一、本科目核算医院除财政应返还额度、应收在院病人医疗款、应收医疗款、预付账款以外的其他各项应收、暂付款项，包括职工预借的差旅费、拨付的备用金、应向职工收取的各种垫付款项、应收长期投资的利息或利润等。

二、本科目应按其他应收款的项目分类以及不同的债务人设置明细账，进行明细核算。

三、其他应收款的主要账务处理如下：

（一）持有长期股权投资期间，被投资单位宣告分派利润时，按应享有的份额，借记本科目，贷记"其他收入——投资收益"科目。实际收到所分派的利润，按照实际收到的金额，借记"银行存款"科目，贷记本科目。

（二）持有的分期付息、到期还本的长期债券投资，已到付息期而尚未领取的利息，应于确认利息收入时，借记本科目，贷记"其他收入——投资收益"科目。实际收到利息，按实际收到的金额，借记"银行存款"科目，贷记本科目。

到期一次还本付息的长期债券投资应收取的利息，在"长期投资"科目核算，不在本科目核算。

（三）发生的其他各种应收、暂付款项等，借记本科目，贷记"银行存款"、"库存现金"等科目；收回或转销各种款项时，借记"库存现金"、"银行存款"等科目，贷记本科目。

实行定额备用金制度的医院，对于领用的备用金应定期向财会部门报销。财会部门根据报销数用现金补足备用金定额时，借记有关科目，贷记"库存现金"、"银行存款"科目，报销数和拨补数都不再通过本科目核算。

四、医院应当于每年年度终了，对其他应收款进行全面检查，计提坏账准备。对于账龄超过规定年限、确认无法收回的其他应收款,应当按照有关规定报经批准后,按照无法收回的其他应收款金额,借记"坏账准备"科目,贷记本科目。

如果已转销的其他应收款在以后期间又收回,应按实际收回的金额,借记本科目,贷记"坏账准备"科目;同时,借记"银行存款"等科目,贷记本科目。

五、本科目期末借方余额,反映医院尚未收回的其他应收款金额。

1221 坏账准备

一、本科目核算医院对应收医疗款和其他应收款提取的坏账准备。

二、医院应当于每年年度终了,对应收医疗款和其他应收款进行全面检查,分析其可收回性,对预计可能产生的坏账损失计提坏账准备、确认坏账损失并计入当期管理费用。

三、医院可以采用应收款项余额百分比法、账龄分析法、个别认定法等方法计提坏账准备。坏账准备提取方法一经确定,不得随意变更。如需变更,应当按照规定权限报经批准,并在会计报表附注中予以说明。

四、当期应补提或冲减的坏账准备金额的计算公式如下：

$$\begin{aligned}\text{当期应补提或冲减的}\\ \text{坏账准备}\end{aligned} = \begin{aligned}\text{当期按应收医疗款和其他应收}\\ \text{款计算应计提的坏账准备金额}\end{aligned}$$

$$- \begin{aligned}\text{本科目}\\ \text{贷方余额}\end{aligned} \left(\text{或} + \begin{aligned}\text{本科目}\\ \text{借方余额}\end{aligned}\right)$$

五、坏账准备的主要账务处理如下：

（一）提取坏账准备时，借记"管理费用"科目，贷记本科目；冲减坏账准备时，借记本科目，贷记"管理费用"科目。

（二）医院同医疗保险机构结算时，存在医院因违规治疗等管理不善原因被医疗保险机构拒付情况的，按照拒付金额，借记本科目，贷记"应收医疗款"科目。

（三）对于账龄超过规定年限并确认无法收回的应收医疗款或其他应收款，应当按照有关规定报经批准后，按照无法收回的应收款项金额，借记本科目，贷记"应收医疗款"、"其他应收款"科目。

如果已转销的应收医疗款、其他应收款在以后期间又收回，按照实际收回的金额，借记"应收医疗款"、"其他应收款"科目，贷记本科目；同时，借记"银行存款"等科目，贷记"应收医疗款"、"其他应收款"科目。

六、本科目期末贷方余额，反映医院提取的坏账准备金额。

1231　预付账款

一、本科目核算医院预付给商品供应单位或者服务提供单位的款项。

二、本科目应按商品供应单位或服务提供单位设置明细账，进行明细核算。

三、预付账款的主要账务处理如下：

（一）因采购设备等而预付款项时，按照实际预付的金额，借记本科目，贷记"银行存款"等科目。

（二）收到所购设备等时，按照应计入购入资产成本的金额，借记"固定资产"等科目，按预付的款项，贷记本科目，按退回或补付的款项，借记或贷记"银行存款"等科目。

四、医院应当于每年年度终了，对预付账款进行检查。如果有确凿证据表明预付账款并不符合预付款项性质，或者因供货单位破产、撤销等原因已无望再收到所购货物的，应当先将其转入其他应收款，然后再按规定进行处理。预付账款转入其他应收款前后的账龄可连续计算。将预付账款账面余额转入其他应收款时，借记"其他应收款"科目，贷记本科目。

五、本科目期末借方余额，反映医院实际预付尚未结算的款项。

1301　库存物资

一、本科目核算医院为开展医疗服务及其辅助活动而储存的药品、卫生材料、低值易耗品和其他材料的实际成本。

二、本科目应当按照库存物资的类别，如"药品"、"卫生材料"、"低值易耗品"、"其他材料"等设置一级明细科目。"药品"一级明细科目下应设置"药库"、"药房"两个二级明细科目，并按"西药"、"中成药"、"中草药"进行明细核算。

医院物资管理等部门应当在本科目明细账下，按品名、规格等设置数量金额明细账。

三、库存物资的主要账务处理如下：

（一）库存物资在取得时，应当以其成本入账。取得库存物资单独发生的运杂费，能够直接计入医疗业务成本的，计入医疗业务成本；不能直接计入医疗业务成本的，计入管理费用。

1. 外购的库存物资，其成本按照采购价格（含增值税额，下同）确定。外购的物资验收入库，按确定的成本，借记本科目，贷记"银行存款"、"应付账款"等科目。

使用财政补助、科教项目资金购入的物资验收入库，按确定的成本，借记本科目，贷记"待冲基金"科目；同时，按照实际支出金额，借记"财政项目补助支出"、"科教项目支出"等科目，贷记"财政补助收入"、"零余额账户用款额度"、"银行存款"等科目。

2. 自制的库存物资加工完成并验收入库，按照所发生的实际成本（包括耗用的直接材料费用、发生的直接人工费用和分配的间接费用），借记本科目，贷记"在加工物资"科目。

3. 委托外单位加工收回的库存物资，按照所发生的实际成本（包括加工前发出物资的成本和支付的加工费），借记本科目，贷记"在加工物资"科目。

4. 接受捐赠的库存物资，其成本比照同类或类似物资的市场价格或有关凭据注明的金额确定。接受捐赠的物资验收入库，按照确定的成本，借记本科目，贷记"其他收入"科目。

（二）库存物资在发出时，应当根据实际情况采用个别计价法、先进先出法或者加权平均法确定发出物资的实际成本。计价方法一经确定，不得随意变更。

1. 开展业务活动领用或加工发出库存物资，按照其实际成本，借记"医疗业务成本"、"管理费用"、"在加工物资"等科目，贷记本科目。

低值易耗品应当于内部领用时一次性摊销,个别价值较高或领用报废相对集中的,可采用五五摊销法。

2. 药房从药库领取药品,按照领取药品的成本,借记本科目(药品——药房),贷记本科目(药品——药库)。确认药品收入结转药品成本时,按照发出药品的实际成本,借记"医疗业务成本"科目,贷记本科目(药品——药房)。

3. 确认卫生材料收入结转材料成本时,按照发出材料的实际成本,借记"医疗业务成本"科目,贷记本科目。

4. 对外捐赠发出库存物资,按照其实际成本,借记"其他支出"科目,贷记本科目。

5. 使用财政补助、科教项目资金形成的库存物资,应在发出、领用物资时,按发出物资对应的待冲基金金额,借记"待冲基金"科目,贷记本科目。

6. 低值易耗品报废时,按照报废低值易耗品的残料变价收入扣除相关处置费用后的金额,借记"库存现金"、"银行存款"等科目,贷记"医疗业务成本"、"管理费用"等科目或"应缴款项"科目[按规定上缴时]。

四、医院的各种库存物资,应当定期进行清查盘点,每年至少盘点一次。对于发生的盘盈、盘亏以及变质、毁损等物资，应当先记入"待处理财产损溢"科目，并及时查明原因，根据管理权限报经批准后及时进行账务处理：

（一）盘盈的库存物资，按比照同类或类似物资的市场价格确定的价值，借记本科目，贷记"待处理财产损溢——待处理流动资产损溢"科目。报经批准处理时，借记"待处理财产损溢——待处理流动资产损溢"科目，贷记"其他收入"科目。

（二）盘亏、变质、毁损的库存物资，按照库存物资账面余额减去该物资对应的待冲基金数额后的金额，借记"待处理财产损溢——待处理流动资产损溢"科目，按该库存物资对应的待冲基金数额，借记"待冲基金"科目，按该库存物资账面余额，贷记本科目。

报经批准处理时，按照相关待处理财产损溢金额扣除可以收回的保险赔偿和过失人的赔偿等后的金额，借记"其他支出"科目，按照已收回或应收回的保险赔偿和过失人赔偿等，借记"库存现金"、"银行存款"、"其他应收款"等科目，按照相关待处理财产损溢的账面余额，贷记"待处理财产损溢——待处理流动资产损溢"科目。

五、本科目期末借方余额，反映医院库存物资的实际成本。

1302 在加工物资

一、本科目核算医院自制或委托外单位加工的各种药品、卫生材料等物资的实际成本。

二、本科目应设置"自制物资"、"委托加工物资"两个一级明细科目，并按照物资类别或品种设置明细账，进行明细核算。

自制药品、卫生材料等的，应当在本科目的相关明细科目下归集自制物资发生的直接材料、直接人工（专门从事物资制造工人的人工费）等直接费用；自制多种药品、卫生材料发生的间接费用，在本科目的"自制物资"一级明细科目下单独设置"间接费用"二级明细科目予以归集，会计期末，再按一定的分配标准和方法，分配计入有关药品、卫生材料的成本。

三、在加工物资的主要账务处理如下：

（一）自制物资

1. 为自制物资领用库存药品、材料等，借记本科目（自制物资——××药品、材料），贷记"库存物资"科目。

2. 专门从事物资制造的人员发生的直接人工费用，借记本科目（自制物资——××药品、材料），贷记"应付职工薪酬"、"应付福利费"、"应付社会保障费"等科目。

3. 为自制物资发生其他直接费用，借记本科目（自制物资——××药品、材料），贷记"银行存款"等科目。

4. 为自制物资发生的间接费用，借记本科目（自制物资——间接费用），贷记"银行存款"、"应付职工薪酬"等科目。

期末按照受益对象及规定的标准和方法分配间接费用时，借记本科目（自制物资——××药品、材料），贷记本科目（自制物资——间接费用）。

间接费用一般可以按生产工人工资、生产工人工时、机器工时、耗用材料的数量或成本、直接费用（直接材料和直接人工）或药品、材料产量等进行分配。医院可根据自己的具体情况自行选择分配方法。分配方法一经确定，不得随意变更。

5. 已经制造完成并验收入库的药品、卫生材料，按所发生的实际成本（包括耗用的直接材料费用、发生的直接人工费用和分配的间接费用），借记"库存物资"科目，贷记本科目（自制物资）。

（二）委托加工物资

1. 发给外单位加工的药品、卫生材料等，按照其实际成本，借记本科目（委托加工物资），贷记"库存物资"科目。

2. 支付加工费用，按实际支付的金额，借记本科目（委托加工物资），贷记"银行存款"等科目。

3. 委托加工完成的药品、卫生材料等验收入库，按加工前发出物资的成本和加工成本，借记"库存物资"科目，贷记本科目（委托加工物资）。

四、本科目期末借方余额，反映医院自制或委托外单位加工但尚未完工的各种物资的实际成本。

1401 待摊费用

一、本科目核算医院已经支出，但应当由本期和以后各期分别负担的分摊期在1年以内（含1年）的各项费用，如预付保险费、预付租金等。

二、医院的待摊费用应当按照其受益期限在1年内分期平均摊销，计入当期费用。如果某项待摊费用已经不能使医院受益，应当将其摊余价值一次全部转入当期费用。

三、本科目应当按照摊销费用种类设置明细账，进行明细核算。

四、待摊费用的主要账务处理如下：

（一）发生待摊费用时，借记本科目，贷记"银行存款"等科目。

(二)按照受益期限分期平均摊销时,借记"医疗业务成本"、"管理费用"等科目,贷记本科目。

五、本科目期末借方余额,反映医院各种已支出但尚未摊销的费用。

1501 长期投资

一、本科目核算医院持有时间准备超过1年(不含1年)的各种股权性质的投资,以及购入的在1年内(含1年)不能变现或不准备随时变现的债权性质的投资。

二、本科目应当设置"股权投资"、"债权投资"两个一级明细科目,并在一级明细科目下按股权投资被投资单位和债权投资的种类设置明细账,进行明细核算。到期一次还本付息的长期债权投资,还应在"债权投资"一级明细科目下设置"成本"、"应收利息"两个明细科目,进行明细核算。

三、长期投资的主要账务处理如下:

(一)股权投资

1. 长期股权投资在取得时,应当按照取得时的实际成本作为其初始投资成本。

(1)以货币资金取得的长期股权投资,按照实际支付的全部价款(包括购买价款以及税金、手续费等相关费用）作为投资成本，借记本科目（股权投资），贷记"银行存款"等科目。

（2）以固定资产取得的长期股权投资，按照评估价加上发生的相关税费作为投资成本，借记本科目（股权投资），按照投出固定资产已提的折旧，借记"累计折旧"科目，按发生的相关税费，贷记"银行存款"、"应交税费"等科目，按投出固定资产的账面余额，贷记"固定资产"科目，按其差额，贷记"其他收入"科目或借记"其他支出"科目。

（3）以已入账无形资产取得的长期股权投资，按照评估价加上发生的相关税费作为投资成本，借记本科目（股权投资），按照投出无形资产已提的摊销额，借记"累计摊销"科目，按发生的相关税费，贷记"银行存款"、"应交税费"等科目，按照投出无形资产的账面余额，贷记"无形资产"科目，按其差额，贷记"其他收入"科目或借记"其他支出"科目。以未入账的无形资产取得的长期股权投资，按照评估价加上发生的相关税费作为投资成本，借记本科目（股权投资），按发生的相关税费，贷记"银行存款"、"应交税费"等科目，按其差额，贷记"其他收入"科目。

（4）无偿调入的长期股权投资，按在调出单位的原账面价值加上发生的相关税费作为其投资成本，借记本科目（股权投资），按发生的相关税费，贷记"银行存款"、"应交税费"等科目，按其差额，贷记"其他收入"科目。

2. 长期股权投资持有期间，应当采用成本法核算。采用成本法核算的长期股权投资，除非追加（或收回）投资，长期股权投资的账面价值一般保持不变。

被投资单位宣告分派利润时，按照宣告分派的利润中属于医院应享有的份额，确认当期投资收益，借记"其他应收款"科目，贷记"其他收入——投资收益"科目。实际收到利润时，按照实际收到的金额，借记"银行存款"等科目，贷记"其他应收款"科目。

3. 处置长期股权投资时，按照实际取得的价款，借记"银行存款"等科目，按照所处置长期股权投资的账面余额，贷记本科目（股权投资），按照尚未领取的已宣告分派的利润，贷记"其他应收款"科目，按照其差额，借记或贷记"其他收入——投资收益"科目。

（二）债权投资

1. 长期债权投资在取得时，应当按照取得时的实际成本作为其初始投资成本。

（1）以货币资金购入的长期债权投资，按照实际支付的全部价款（包括购买价款以及税金、手续费等相关费用）作为其投资成本，借记本科目（债权投资），贷记"银行存款"等科目。

（2）无偿调入的长期债权投资，按在调出单位的原账面价值加上发生的相关税费作为其投资成本，借记本科目（债权投资），按发生的相关税费，贷记"银行存款"、"应交税费"等科目，按其差额，贷记"其他收入"科目。

2. 长期债权投资持有期间，应当按照票面价值与票面利率按期计算确认利息收入。如为到期一次还本付息的债权投资，借记本科目（债权投资——应收利息），贷记"其他收入——投资收益"科目；如为分期付息、到期还本的债权投资，借记"其他应收款"科目，贷记"其他收入——投资收益"科目。

3. 出售长期债权投资或到期收回长期债权投资本息，按照实际收到的金额，借记"银行存款"等科目，按照债券初始投资成本和已计未收利息金额，贷记本科目（债权投资——成本、应收利息）［到期一次还本付息债券］，或本科目（债权投资）、"其他应收款"科目［分期付息债券］，按照其差额，贷记或借记"其他收入——投资收益"科目。

四、本科目期末借方余额，反映医院持有的长期投资的价值。

1601　固定资产

一、本科目核算医院固定资产的原价。

固定资产是指医院持有的预计使用年限在1年以上（不含1年）、单位价值在规定标准以上、在使用过程中基本保持原有物质形态的有形资产。单位价值虽未达到规定标准，但预计使用年限在1年以上（不含1年）的大批同类物资，应作为固定资产管理。

二、医院固定资产包括房屋及建筑物、专用设备、一般设备和其他固定资产。相关说明如下：

1. 对于应用软件，如果其构成相关硬件不可缺少的组成部分，应当将该软件价值包括在所属硬件价值中，一并作为固定资产进行核算；如果其不构成相关硬件不可缺少的组成部分，应当将该软件作为无形资产核算。

2. 医院的图书应当参照固定资产进行管理，不计提折旧。

三、医院应当设置"固定资产登记簿"和"固定资产卡片"，按固定资产类别、使用部门和每项固定资产设置明细账，进行明细核算。医院应当在固定资产明细账中登记每项固定资产原价中财政补助资金、科教项目资金、其他资金的金额及其所占的比例。

出租、出借或作为担保的固定资产，应设置备查簿进行登记。

经营租入的固定资产，应当另设辅助簿进行登记，不在本科目核算。

四、固定资产的主要账务处理如下：

（一）固定资产的取得

医院取得的固定资产，应当按取得时的实际成本作为入账成本。

1. 外购的固定资产，其成本包括实际支付的买价、相关税费以及使固定资产达到交付使用状态前所发生的可直接归属于该项资产的运输费、装卸费、安装费和专业人员服务费等。

以一笔款项购入多项没有单独标价的固定资产，按照各项固定资产同类或类似资产市场价格的比例对总成本进行分配，分别确定各项固定资产的入账成本。

购入不需要安装的固定资产，借记本科目，贷记"银行存款"、"应付账款"等科目。购入需要安装的固定资产，借记"在建工程"科目，贷记"银行存款"、"应付账款"等科目。发生安装费用，借记"在建工程"科目，贷记"银行存款"等科目。安装完毕交付使用时，借记本科目，贷记"在建工程"科目。

购入固定资产扣留质量保证金的，应当在取得固定资产时，按照确定的成本，借记本科目［不需安装］或"在建工程"科目［需要安装］，按照实际支付的价款，贷记"银行存款"、"应付账款"等科目，按照扣留的质量保证金，贷记"其他应付款"科目；质保期满支付质量保证金时，借记"其他应付款"科目，贷记"银行存款"等科目。

使用财政补助、科教项目资金购入固定资产的，按构成固定资产成本的支出金额，借记本科目［不需安装］或"在建工程"科目［需要安装］，贷记"待冲基金"科目；同时，借记"财政项目补助支出"、"科教项目支出"科目，贷记"财政补助收入"、"零余额账户用款额度"、"银行存款"等科目。

2. 自行建造的固定资产，其成本包括该项资产完工交付使用前所发生的全部必要支出。工程完工交付使用时，按自行建造过程中发生的实际支出，借记本科目，贷记"在建工程"科目。

3. 在原有固定资产基础上进行改建、扩建、大型修缮后的固定资产，其成本按照原固定资产账面价值（"固定资产"科目账面余额减去"累计折旧"科目账面余额后的净值）[①] 加上改建、扩建、修缮发生的支

---

① 本制度所称账面价值，是指某会计科目的账面余额减去相关备抵科目（如"坏账准备"、"累计折旧"、"累计摊销"）账面余额后的净值。本制度所称账面余额，是指某会计科目的账面实际余额。

出，减去改建、扩建、修缮过程中的变价收入，再扣除固定资产拆除部分的账面价值后的金额确定。

将固定资产转入改建、扩建、大型修缮时，应按固定资产的账面价值，借记"在建工程"科目，按已计提的折旧，借记"累计折旧"科目，按固定资产的原价，贷记本科目。工程完工交付使用时，按工程实际成本，借记本科目，贷记"在建工程"科目。

4. 融资租入的固定资产，其成本按照租赁协议或者合同确定的价款、运输费、途中保险费、安装调试费等确定。按照确定的成本，借记本科目，按租赁协议或合同确定的租赁价款，贷记"长期应付款"科目，按照实际支付的运输费、保险费、安装调试费等相关费用，贷记"银行存款"等科目。

5. 无偿调入或接受捐赠的固定资产，其成本比照同类或类似资产的市场价格或有关凭据注明的金额加上相关税费确定。按确定的成本，借记本科目［不需安装］或"在建工程"科目［需要安装］，按发生的相关税费，贷记"银行存款"等科目，按其差额，贷记"其他收入"科目。

（二）按月提取固定资产折旧时，按照财政补助、科教项目资金形成的金额部分，借记"待冲基金"科目，按照应提折旧额中的其余金额部分，借记"医疗业务成本"、"管理费用"等科目，按照应计提的折旧额，贷记"累计折旧"科目。

（三）与固定资产有关的更新改造等后续支出，应分别以下情况处理：

1. 为增加固定资产的使用效能或延长其使用寿命而发生的改建、扩建或大型修缮等后续支出，应当计入固定资产账面价值，通过"在建工程"科目核算。有关账务处理参见"在建工程"科目。

2. 为了维护固定资产的正常使用而发生的修理费等后续支出，应当计入当期费用，借记"医疗业务成本"、"管理费用"等科目，贷记"银行存款"等科目。

（四）固定资产在处置（包括出售、报废、毁损、对外投资、无偿调出、对外捐赠等）时，应分别以下情况处理：

1. 出售、报废、毁损的固定资产，按照所处置固定资产的账面价值减去该资产对应的尚未冲减完毕的待冲基金余额后的金额，借记"固定资产清理"科目，按照已提取的折旧，借记"累计折旧"科目，按照相关待冲基金余额，借记"待冲基金"科目，按照固定资产的账面余额，贷记本科目。

2. 以固定资产对外投资，按照评估价加上发生的相关税费作为投资成本，借记"长期投资——股权投资"科目，按照投出固定资产已提的折旧，借记"累计折旧"科目，按发生的相关税费，贷记"银行存款"、"应交税费"等科目，按投出固定资产的账面余额，贷记本科目，按其差额，贷记"其他收入"科目或借记"其他支出"科目。

3. 无偿调出、对外捐赠固定资产，按照发出固定资产已提的折旧，借记"累计折旧"科目，按照发出固定资产对应的尚未冲减完毕的待冲基金余额，借记"待冲基金"科目，按发出固定资产的账面余额，贷记本科目，按其差额，借记"其他支出"科目。

五、医院的固定资产应当定期进行清查盘点，每年至少盘点一次。对于盘盈、盘亏的固定资产，应当及时查明原因，根据规定的管理权限报经批准后及时进行账务处理。盘盈的固定资产，应当按照同类或类似资产市场价格确定的价值入账，并确认为当期收入；盘亏的固定资产，应先扣除可以收回的保险赔偿和过失人的赔偿等，将净损失确认为当期支出。

（一）盘盈的固定资产，按照同类或类似资产市场价格确定的价值，借记本科目，贷记"待处理财产损溢——待处理非流动资产损溢"科目。报经批准处理时，借记"待处理财产损溢——待处理非流动资产损溢"科目，贷记"其他收入"科目。

（二）盘亏的固定资产，按照固定资产账面价值减去该资产对应的尚未冲减完毕的待冲基金余额后的金额，借记"待处理财产损溢——待处理非流动资产损溢"，按已计提的折旧，借记"累计折旧"科目，按相关待冲基金余额，借记"待冲基金"科目，按固定资产的账面余额，贷记本科目。

报经批准处理时，按照相关待处理财产损溢金额扣除可以收回的保险赔偿和过失人的赔偿等后的金额，借记"其他支出"科目，按照已收回或应收回的保险赔偿和过失人赔偿等，借记"库存现金"、"银行存款"、"其他应收款"等科目，按照相关待处理财产损溢余额，贷记"待处理财产损溢——待处理非流动资产损溢"科目。

六、本科目期末借方余额，反映医院固定资产的原价。

1602 累计折旧

一、本科目核算医院固定资产计提的累计折旧。

二、本科目应当按照所对应固定资产的类别及项目设置明细账，进行明细核算。

三、医院应当对除图书外的固定资产计提折旧，在固定资产的预计使用年限内系统地分摊固定资产的成本。医院原则上应当根据固定资产的性质,采用年限平均法或工作量法计提折旧。折旧方法一经确定,不得随意变更。确需采用其他折旧方法的,应按规定报经审批,并在会计报表附注中予以说明。医院计提固定资产折旧不考虑预计净残值。

医院一般应当按月提取折旧,当月增加的固定资产,当月不提折旧,从下月起计提折旧;当月减少的固定资产,当月照提折旧,从下月起不提折旧。

固定资产提足折旧后,无论能否继续使用,均不再提取折旧;提前报废的固定资产,也不再补提折旧。

计提融资租入固定资产折旧时,应当采用与自有固定资产相一致的折旧政策。能够合理确定租赁期届满时将会取得租入固定资产所有权的,应当在租入固定资产尚可使用年限内计提折旧;无法合理确定租赁期届满时能够取得租入固定资产所有权的,应当在租赁期与租入固定资产尚可使用年限两者中较短的期间内计提折旧。

固定资产发生更新改造等后续支出而延长其使用年限的,应当按照更新改造后重新确定的固定资产的成本以及重新确定的折旧年限,重新计算折旧额。

四、累计折旧的主要账务处理如下:

(一)按月提取固定资产折旧时,按照财政补助、科教项目资金形成的金额部分,借记"待冲基金"科目,按照应提折旧额中的其余金额部分,借记"医疗业务成本"[医疗及其辅助活动用固定资产]、"管理费用"[行政及后勤管理部门用固定资产]、"其他支出"[经营出租用固定资产]等科目,按照应计提的折旧额,贷记本科目。

对于具有多种用途、混合使用的房屋等固定资产,其应提的折旧额应采用合理的方法分摊计入有关科目。

(二)固定资产处置或盘亏时,按照所处置或盘亏固定资产的账面价值减去该资产对应的尚未冲减完毕的待冲基金余额后的金额,借记有关科目,按已提取的折旧,借记本科目,按相关待冲基金余额,借记"待冲基金"科目,按固定资产账面余额,贷记"固定资产"科目。

五、本科目期末贷方余额,反映医院提取的固定资产折旧累计数。

1611　在建工程

一、本科目核算医院为建造、改建、扩建及修缮固定资产以及安装设备而进行的各项建筑、安装工程所发生的实际成本。

二、本科目应当按照具体工程项目等进行明细核算。

三、在建工程的主要账务处理如下：

（一）建筑工程

1. 将固定资产转入改建、扩建或大型修缮等时，应按固定资产的账面价值，借记本科目，按已计提的折旧，借记"累计折旧"科目，按固定资产的原价，贷记"固定资产"科目。

2. 根据工程价款结算账单与施工企业结算工程价款时，按医院应承付的工程价款，借记本科目，贷记"银行存款"等科目。

使用财政补助资金向施工企业支付工程款时，按照支付金额，借记"财政项目补助支出"科目，贷记"财政补助收入"、"零余额账户用款额度"等科目；同时，借记本科目，贷记"待冲基金——待冲财政基金"科目。

3. 在改建、扩建、大型修缮过程中收到的变价收入，按收到的金额，借记"银行存款"等科目，贷记本科目。

4. 医院为建筑工程借入的专门借款的利息，属于建设期间发生的，计入在建工程成本，借记本科目，贷记"长期借款"科目。

5. 工程完工交付使用时，按建筑工程所发生的实际成本,借记"固定资产"科目,贷记本科目。

(二)设备安装

1. 购入或融资租入需要安装的设备,借记本科目,贷记"银行存款"、"应付账款"、"长期应付款"等科目。

使用财政补助资金购入需安装设备时,按照支付金额,借记"财政项目补助支出"等科目,贷记"财政补助收入"、"零余额账户用款额度"等科目;同时,借记本科目,贷记"待冲基金——待冲财政基金"科目。

2. 发生安装费用,借记本科目,贷记"银行存款"等科目。

使用财政补助资金支付安装费用时,按照支付金额,借记"财政项目补助支出"等科目,贷记"财政补助收入"、"零余额账户用款额度"等科目;同时,借记本科目,贷记"待冲基金——待冲财政基金"科目。

3. 设备安装完毕交付使用时,借记"固定资产"科目,贷记本科目。

四、本科目期末借方余额,反映医院尚未完工的在建工程发生的实际成本。

1621　固定资产清理

一、本科目核算医院因出售、报废、毁损等原因转入清理的固定资产净值及其清理过程中所发生的清理费用和清理收入等。

二、本科目应当按照"处置资产净额"、"处置净收入"以及被清理的固定资产项目设置明细账，进行明细核算。

三、固定资产清理的主要账务处理如下：

（一）出售、报废、毁损固定资产转入清理时，按照固定资产的账面价值减去该资产对应的尚未冲减完毕的待冲基金余额后的金额，借记本科目（处置资产净额），按照已提取的折旧，借记"累计折旧"科目，按照相关待冲基金余额，借记"待冲基金"科目，按照固定资产账面余额，贷记"固定资产"科目。

（二）清理过程中发生的费用和相关税金，按照实际发生额，借记本科目（处置净收入），贷记"应交税费"、"银行存款"等科目。

（三）固定资产出售、报废、毁损所收回的价款、残料价值和变价收入等，借记"银行存款"等科目，贷记本科目（处置净收入）；应当由保险公司或过失人赔偿的损失，借记"库存现金"、"银行存款"、"其他应收款"等科目，贷记本科目（处置净收入）。

（四）出售、报废、毁损固定资产清理完毕，借记本科目（处置净收入），贷记"其他收入"科目或"应缴款项"科目［按规定上缴时］；同时，借记"其他支出"科目，贷记本科目（处置资产净额）。

四、本科目期末如为借方余额，反映医院尚未清理完毕的固定资产清理净损失；如为贷方余额，反映医院尚未清理完毕的固定资产清理净收益。

1701　无形资产

一、本科目核算医院为开展医疗服务等活动或为管理目的而持有的且没有实物形态的非货币性长期资产，包括专利权、非专利技术、商标权、著作权、土地使用权等。

医院购入的不构成相关硬件不可缺少组成部分的应用软件，应当作为无形资产核算。

二、本科目应当按照无形资产的类别和项目设置明细账，进行明细核算。

医院应当在无形资产明细账中登记每项无形资产入账成本中财政补助资金、科教项目资金、其他资金的金额及其所占的比例。

三、无形资产的主要账务处理如下：

（一）无形资产在取得时，应当按照取得时的实际成本入账。

1. 购入的无形资产，其成本包括实际支付的购买价款、相关税费以及可归属于该项资产达到预定用途所发生的其他支出。按确定的成本，借记本科目，贷记"银行存款"等科目。

使用财政补助、科教项目资金购入无形资产的，按构成无形资产成本的支出金额，借记本科目，贷记"待冲基金"科目；同时，借记"财政项目补助支出"、"科教项目支出"科目，贷记"财政补助收入"、"零余额账户用款额度"、"银行存款"等科目。

2. 自行开发并按法律程序申请取得的无形资产，按依法取得时发生的注册费、聘请律师费等费用，借记本科目，贷记"银行存款"等科目。

（二）按月计提无形资产摊销时，按照财政补助、科教项目资金形成的金额部分，借记"待冲基金"科目，按照应提摊销额中的其余金额部分，借记"医疗业务成本"、"管理费用"等科目，按照应计提的摊销额，贷记"累计摊销"科目。

（三）与无形资产有关的后续支出，应分别以下情况处理：

1. 为增加无形资产的使用效能而发生的后续支

出,如对软件进行升级或扩展其功能等所发生的支出,应当计入无形资产账面价值,借记本科目,贷记"银行存款"等科目。

2. 为了维护无形资产的正常使用而发生的后续支出,如对软件进行漏洞修补等所发生的支出,应当计入当期费用,借记"医疗业务成本"、"管理费用"等科目,贷记"银行存款"等科目。

(四)无形资产在处置(包括转让、对外投资、核销等)时,应当分别以下情况处理:

1. 经批准转让无形资产,按照收到的价款,借记"银行存款"等科目,按所发生的相关税费,贷记"应交税费"、"银行存款"等科目,按收到的转让价款扣除相关税费后的金额,贷记"其他收入"科目或"应缴款项"科目〔按规定上缴时〕;同时,按无形资产账面价值减去该资产对应的尚未冲减完毕的待冲基金余额后的金额,借记"其他支出"科目,按已计提的累计摊销,借记"累计摊销"科目,按相关待冲基金余额,借记"待冲基金"科目,按无形资产账面余额,贷记本科目。

2. 以已入账无形资产对外投资,按照评估价加上发生的相关税费作为投资成本,借记"长期投资——股权投资"科目,按照投出无形资产已提的摊销额,借记"累计摊销"科目,按发生的相关税费,贷记"银行存款"、"应交税费"等科目,按照投出无形资产的账面余额,贷记本科目,按其差额,贷记"其他收入"科目或借记"其他支出"科目。

3. 无形资产预期不能为医院带来服务潜力或经济利益的,应当将该无形资产的账面价值及相关待冲基金余额予以核销。报经批准后,按准核销无形资产的账面价值减去该资产对应的尚未冲减完毕的待冲基金余额后的金额,借记"其他支出"科目,按准核销无形资产已计提的摊销,借记"累计摊销"科目,按相关待冲基金余额,借记"待冲基金"科目,按准核销无形资产的账面余额,贷记本科目。

四、本科目期末借方余额,反映医院已入账无形资产的原价。

1702 累计摊销

一、本科目核算医院无形资产计提的累计摊销。

二、本科目应当按照所对应无形资产的类别及项目设置明细账,进行明细核算。

三、医院无形资产应当自取得当月起,在预计使用年限内采用年限平均法分期平均摊销。如预计使用年限超过了相关合同规定的受益年限或法律规定的有效年限，该无形资产的摊销年限按如下原则确定：

1. 合同规定了受益年限但法律没有规定有效年限的，摊销期不应超过合同规定的受益年限；

2. 合同没有规定受益年限但法律规定了有效年限的，摊销期不应超过法律规定的有效年限；

3. 合同规定了受益年限，法律也规定了有效年限的，摊销期不应超过受益年限和有效年限两者之中较短者。

如果合同没有规定受益年限，法律也没有规定有效年限的，摊销期不应超过10年。

四、累计摊销的主要账务处理如下：

（一）按月计提无形资产摊销时，按照财政补助、科教项目资金形成的金额部分，借记"待冲基金"科目，按照应提摊销额中的其余金额部分，借记"医疗业务成本"、"管理费用"等科目，按照应计提的摊销额，贷记本科目。

（二）处置无形资产时，按无形资产账面价值减去该资产对应的尚未冲减完毕的待冲基金余额后的金额，借记有关科目，按已计提的累计摊销，借记本科目，按相关待冲基金余额，借记"待冲基金"科目，按无形资产账面余额，贷记"无形资产"科目。

五、本科目期末贷方余额，反映医院提取的无形资产累计摊销额。

1801　长期待摊费用

一、本科目核算医院已经发生但应由本期和以后各期负担的分摊期限在1年以上（不含1年）的各项费用，如以经营租赁方式租入的固定资产发生的改良支出等。

二、本科目应当按照费用项目进行明细核算。

三、医院发生的长期待摊费用，借记本科目，贷记"银行存款"等科目。摊销长期待摊费用时，借记"管理费用"等科目，贷记本科目。

四、本科目期末借方余额，反映医院尚未摊销完毕的长期待摊费用。

1901　待处理财产损溢

一、本科目核算医院在清查财产过程中查明的各种财产盘盈、盘亏和毁损的价值。

二、本科目应当设置"待处理流动资产损溢"、"待处理非流动资产损溢"明细科目，进行明细核算。

三、医院发现盘盈、盘亏、毁损的财产物资，应当先记入本科目，并及时查明原因，根据管理权限报经批准后及时进行账务处理。年度终了结账前一般应处理完毕。待处理财产损溢的主要账务处理如下：

（一）盘盈的库存物资，按比照同类或类似物资市场价格确定的价值，借记"库存物资"科目，贷记本科目（待处理流动资产损溢）。

盘亏、变质、毁损的库存物资，按其账面余额减去该物资对应的待冲基金数额后的金额，借记本科目（待处理流动资产损溢），按相关待冲基金数额，借记"待冲基金"科目，按该物资账面余额，贷记"库存物资"科目。

（二）盘盈的固定资产，按比照同类或类似资产市场价格确定的价值，借记"固定资产"科目，贷记本科目（待处理非流动资产损溢）。

盘亏的固定资产，按照固定资产账面价值减去该资产对应的尚未冲减完毕的待冲基金余额后的金额，借记本科目（待处理非流动资产损溢），按已计提的折旧，借记"累计折旧"科目，按相关待冲基金余额，借记"待冲基金"科目，按固定资产账面余额，贷记"固定资产"科目。

（三）上述财产物资的盘盈、盘亏、毁损在查明原因，报经批准处理时，作如下账务处理：

盘盈的库存物资、固定资产等，借记本科目，贷记"其他收入"科目。

盘亏、变质、毁损的库存物资以及盘亏的固定资产，按照相关待处理财产损溢金额扣除可以收回的保险赔偿和过失人的赔偿等后的金额，借记"其他支出"科目，按照已收回或应收回的保险赔偿和过失人赔偿等，借记"库存现金"、"银行存款"、"其他应收款"等科目，按照相关待处理财产损溢余额，贷记本科目。

四、本科目期末如为借方余额，反映医院尚未处理的各种财产物资的净损失；如为贷方余额，反映尚未处理的各种财产物资的净溢余。年度终了报经批准处理后，本科目一般应无余额。

二、负债类

2001　短期借款

一、本科目核算医院向银行或其他金融机构等借入的期限在1年以下（含1年）的各种借款。

二、本科目应当按照贷款单位和贷款种类进行明细核算。

三、短期借款的主要账务处理如下：

（一）借入各种短期借款时，按照实际借得的金额，借记"银行存款"科目，贷记本科目。

（二）发生短期借款利息时，借记"管理费用"科目，贷记"预提费用"、"银行存款"等科目。

（三）归还借款时，借记本科目，贷记"银行存款"科目。

四、本科目期末贷方余额，反映医院尚未偿还的短期借款本金。

2101 应缴款项

一、本科目核算医院按规定应缴入国库或应上缴行政主管部门的款项。

二、本科目应按应缴款项类别进行明细核算。

三、应缴款项的主要账务处理如下：

（一）出售、报废、毁损固定资产清理后，按照清理收入（包括保险理赔收入）扣除清理费用后的净额，借记"固定资产清理——处置净收入"科目，贷记"其他收入"科目或本科目［按规定上缴时］。

（二）经批准转让无形资产，按照收到的价款，借记"银行存款"等科目，按所发生的相关税费，贷记"应交税费"、"银行存款"等科目，按收到的转让价款扣除相关税费后的金额，贷记"其他收入"科目或本科目［按规定上缴时］。

（三）按规定计算确定或实际取得的其他应缴款项，借记有关科目，贷记本科目。

（四）上缴款项时，借记本科目，贷记"银行存款"等科目。

四、本科目期末贷方余额，反映医院的应缴未缴款项。年终缴清后，本科目应无余额。

2201 应付票据

一、本科目核算医院购买库存物资、医疗设备，接受服务供应等而开出、承兑的商业汇票，包括银行承兑汇票和商业承兑汇票。

二、应付票据的主要账务处理如下：

（一）因购买物资、设备，接受服务供应等开出、承兑商业汇票时，借记"库存物资"、"固定资产"等科目，贷记本科目。

支付银行承兑汇票的手续费时，借记"管理费用"科目，贷记"银行存款"科目。

以商业承兑汇票抵付应付账款时，借记"应付账款"科目，贷记本科目。

（二）应付票据到期时，应当分别以下情况处理：

1. 收到银行支付到期票据的付款通知时，借记本科目，贷记"银行存款"科目。

2. 无力支付票款的，按照应付票据的账面余额，借记本科目，贷记"应付账款"科目。

（三）如果为带息应付票据，应当在会计期末或票据到期时计算应付利息，借记"管理费用"科目，贷记本科目。

到期不能支付的带息应付票据，转入"应付账款"科目核算后，期末时不再计提利息。

三、医院应当设置"应付票据备查簿"，详细登记每一应付票据的种类、号数、签发日期、到期日、票面金额、票面利率、合同交易号、收款人姓名或单位名称，以及付款日期和金额等资料。应付票据到期结清时，应当在备查簿内逐笔注销。

四、本科目期末贷方余额，反映医院持有的尚未到期的应付票据本息。

2202 应付账款

一、本科目核算医院因购买库存物资、固定资产和接受服务供应等而应付给供应单位的款项。

二、本科目应当按照债权人等进行明细核算。

三、应付账款的主要账务处理如下：

（一）发生应付账款时，按照应付未付金额，借记"库存物资"、"固定资产"等科目，贷记本科目。

（二）偿付应付账款时，借记本科目，贷记"银行存款"等科目。

（三）开出、承兑商业汇票抵付应付账款时，借记本科目，贷记"应付票据"科目。

（四）确实无法支付或由其他单位承担的应付账款，借记本科目，贷记"其他收入"科目。

四、本科目期末贷方余额，反映医院尚未支付的应付账款。

2203　预收医疗款

一、本科目核算医院从住院病人、门诊病人等预收的款项。

二、医院应当按照住院病人、门诊病人等，对预收医疗款进行明细核算。

三、预收医疗款的主要账务处理如下：

（一）收到住院病人、门诊病人预交金，按实际预收的金额，借记"银行存款"、"库存现金"等科目，贷记本科目。

（二）与门诊病人结算医疗费时，如病人应付的医疗款金额大于其预交金额，按病人补付金额，借记"库存现金"、"银行存款"等科目，按病人预交金额，借记本科目，按病人应付的医疗款金额，贷记"医疗收入"科目。如病人应付的医疗款金额小于其预交金额，按病人应付的医疗款金额，借记本科目，贷记

"医疗收入"科目；退还病人差额的，还应按退还金额，借记本科目，贷记"库存现金"、"银行存款"等科目。

（三）住院病人办理出院手续，结算医疗费时，如病人应付的医疗款金额大于其预交金额，应按病人补付金额，借记"库存现金"、"银行存款"等科目，按病人预交金额，借记本科目，按病人欠费金额，借记"应收医疗款"科目，按病人应付的医疗款金额，贷记"应收在院病人医疗款"科目；如病人应付的医疗款金额小于其预交金额，应按病人预交金额，借记本科目，按病人应付的医疗款金额，贷记"应收在院病人医疗款"科目，按退还给病人的差额，贷记"库存现金"、"银行存款"等科目。

四、本科目期末贷方余额，反映医院向住院病人、门诊病人等预收但尚未结算的款项。

2204 应付职工薪酬

一、本科目核算医院按有关规定应付给职工（包括离退休人员）的各种薪酬，包括工资、津补贴、奖金等。

二、本科目应当按国家有关规定设置明细科目，进行明细核算。

三、应付职工薪酬的主要账务处理如下：

（一）计算分配应付的职工薪酬，借记"医疗业务成本"、"在加工物资"［专门从事物资自制人员发生］、"管理费用"等科目，贷记本科目。

（二）从应付职工薪酬中代扣代缴的各种款项（如职工基本养老保险费、失业保险费、基本医疗保险费、住房公积金、个人所得税等），借记本科目，贷记"应付社会保障费"、"应交税费"等科目。

（三）支付职工薪酬，借记本科目，贷记"财政补助收入"、"零余额账户用款额度"、"银行存款"等科目。

四、本科目期末贷方余额，反映医院应付未付的职工薪酬。

2205 应付福利费

一、本科目核算医院按国家有关规定从成本费用中提取的职工福利费。

二、应付福利费的主要账务处理如下：

（一）提取职工福利费时，按提取金额，借记"医疗业务成本"、"在加工物资"、"管理费用"等科目，贷记本科目。

（二）按规定的开支范围支付职工福利费时，借记本科目,贷记"库存现金"、"银行存款"等科目。

三、本科目期末贷方余额,反映医院已提取但尚未支付的职工福利费金额。

2206 应付社会保障费

一、本科目核算医院按有关规定应付给社会保障机构的各种社会保障费,包括城镇职工基本养老保险费、失业保险费、基本医疗保险费、住房公积金等。

二、本科目应按社会保障费类别设置明细账,进行明细核算。

三、应付社会保障费的主要账务处理如下:

(一)从应付职工薪酬中代扣代缴的社会保障费,借记"应付职工薪酬"科目,贷记本科目。

(二)计算确定应由医院为职工负担的社会保障费,借记"医疗业务成本"、"在加工物资"、"管理费用"等科目,贷记本科目。

(三)支付社会保障费,借记本科目,贷记"财政补助收入"、"零余额账户用款额度"、"银行存款"等科目。

四、本科目期末贷方余额,反映医院应付但尚未支付给社会保障机构的社会保障费。

2207 应交税费

一、本科目核算医院按照国家有关税法规定应当交纳或代扣代缴的各种税费,包括营业税、城市维护建设税、教育费附加、个人所得税、车船使用税、房产税等。

医院应交纳的印花税不需要预提应交税费,直接通过"管理费用"科目核算,不在本科目核算。

二、本科目应当按应交的税费种类设置明细账,进行明细核算。

三、应交税费的主要账务处理如下:

(一)发生营业税、城市维护建设税、教育费附加纳税义务的,按照税法规定计算的应交税费金额,借记"固定资产清理"[出售不动产应交的税费]、"其他支出"等科目,贷记本科目。实际交纳时,借记本科目,贷记"银行存款"等科目。

(二)发生代扣代缴个人所得税纳税义务的,按照税法规定计算应代扣代交的个人所得税,借记"应付职工薪酬"科目,贷记本科目。实际交纳时,借记本科目,贷记"银行存款"等科目。

(三)按税法规定计算的应交房产税、车船使用税等,借记"管理费用"科目,贷记本科目。实际交纳时，借记本科目，贷记"银行存款"等科目。

（四）发生其他纳税义务的，按照应交纳的税金，借记有关科目，贷记本科目。实际交纳时，借记本科目，贷记"银行存款"等科目。

四、本科目期末贷方余额，反映医院尚未交纳的税费。

2209 其他应付款

一、本科目核算医院除应缴款项、应付票据、应付账款、预收医疗款、应付职工薪酬、应付福利费、应付社会保障费、应交税费以外的其他各项应付、暂收款项，如存入保证金等。

二、本科目应当按照应付、暂收款项的类别和单位或个人设置明细账，进行明细核算。

三、其他应付款的主要账务处理如下：

（一）发生的各项应付、暂收款项，借记"银行存款"等科目，贷记本科目。

（二）支付款项时，借记本科目，贷记"银行存款"等科目。

（三）确实无法支付或由其他单位承担的其他应付款，借记本科目，贷记"其他收入"科目。

四、本科目期末贷方余额，反映医院尚未支付的其他应付款项。

2301 预提费用

一、本科目核算医院预先提取的已经发生但尚未支付的费用，如预提的短期借款利息等。

二、本科目应当按照预提费用种类设置明细账，进行明细核算。

三、预提费用的主要账务处理如下：

（一）按规定预提短期借款利息等时，按照预提的金额，借记"管理费用"等科目，贷记本科目。

（二）实际支付款项时，借记本科目，贷记"银行存款"等科目。

四、本科目期末贷方余额，反映医院已预提但尚未支付的各项费用。

2401 长期借款

一、本科目核算医院按规定向银行或其他金融机构借入的偿还期限在1年以上（不含1年）的各项借款及发生的相关利息。

二、本科目应当按贷款单位、具体贷款种类等进行明细核算。

三、长期借款的主要账务处理如下：

（一）借入长期借款时，按照实际借入额，借记"银行存款"科目，贷记本科目。

（二）为购建固定资产发生的专门借款利息，属于工程项目建设期间发生的，计入工程成本，借记"在建工程"科目，贷记本科目；属于工程完工交付使用后发生的，计入管理费用，借记"管理费用"科目，贷记本科目。

其他的长期借款利息应当计入管理费用，借记"管理费用"科目，贷记本科目。

（三）归还长期借款本息时，借记本科目，贷记"银行存款"科目。

四、本科目期末贷方余额，反映医院尚未偿还的长期借款本息。

2402　长期应付款

一、本科目核算医院发生的偿还期限在1年以上（不含1年）的应付款项，如融资租入固定资产的租赁费等。

二、本科目应当按照长期应付款的种类设置明细账，进行明细核算。

三、长期应付款的主要账务处理如下：

（一）发生长期应付款时，借记"固定资产"等科目，贷记本科目。

（二）支付长期应付款时，借记本科目，贷记"银行存款"科目。

四、本科目期末贷方余额，反映医院尚未支付的各种长期应付款。

三、净资产类

3001 事业基金

一、本科目核算医院拥有的非限定用途的净资产，主要包括滚存的结余资金和科教项目结余解除限定后转入的金额等。

二、事业基金的主要账务处理如下：

（一）按规定将科教项目结项后的结余资金转入事业基金时，借记"科教项目结转（余）"科目，贷记本科目。

（二）年末，将当年未分配结余转入事业基金时，借记"结余分配——转入事业基金"科目，贷记本科目。

（三）年末，用事业基金弥补亏损时，借记本科目，贷记"结余分配——事业基金弥补亏损"科目。

三、医院发生需要调整以前年度结余的事项，凡国家另有规定的，从其规定；没有规定的，应通过本科目进行核算，并在会计报表附注中予以说明。

四、本科目期末贷方余额，反映医院非限定用途净资产的金额。

3101 专用基金

一、本科目核算医院按规定设置、提取的具有专门用途的净资产，如职工福利基金、医疗风险基金等。

二、本科目应按照基金类别设置明细账，进行明细核算。

三、专用基金的主要账务处理如下：

（一）按照有关规定提取职工福利基金时，借记"结余分配——提取职工福利基金"科目，贷记本科目（职工福利基金）。

（二）按照有关规定提取医疗风险基金时，借记"医疗业务成本"科目，贷记本科目（医疗风险基金）。

（三）按规定使用专用基金时，借记本科目，贷记"银行存款"等科目。所提取的医疗风险基金不足支付时，按照超出部分的金额，借记"医疗业务成本"科目，贷记"银行存款"等科目。

四、本科目期末贷方余额，反映医院按规定设置、提取的具有专门用途净资产的金额。

3201 待冲基金

一、本科目核算医院使用财政补助、科教项目收入购建固定资产、无形资产或购买药品、卫生材料等物资所形成的，留待计提资产折旧、摊销或领用发出库存物资时予以冲减的基金。

二、本科目应设置"待冲财政基金"和"待冲科教项目基金"两个明细科目，进行明细核算。其中，"待冲财政基金"明细科目核算使用财政补助购建固定资产、无形资产或购买药品、卫生材料等物资所形成的，留待计提资产折旧、摊销或领用发出库存物资时予以冲减的基金；"待冲科教项目基金"明细科目核算使用科教项目收入购入固定资产、无形资产或购买药品、卫生材料等物资所形成的，留待计提资产折旧、摊销或领用发出库存物资时予以冲减的基金。

三、待冲基金应当在使用财政补助、科教项目收入购建固定资产、无形资产或购买药品、卫生材料等物资发生支出时予以确认，并在相关固定资产、无形资产按期计提折旧、摊销或领用发出库存物资时予以冲减。领用发出库存物资一并冲减的待冲基金金额为发出库存物资所对应的待冲基金金额。随相关固定资产、无形资产各期计提折旧、摊销一并冲减的待冲基金金额按照以下公式计算确定：

相关资产计提折旧、摊销时应冲减的待冲基金金额＝相关资产应计提的折旧、摊销额×相关资产入账成本中财政补助资金或科教项目资金所占的比例

相关固定资产、无形资产在提足折旧、摊销前处置、盘亏的，以及相关库存物资在领用发出前发生盘亏、变质、毁损的，应当在将该资产予以冲销的同时，将该资产所对应的尚未冲减完毕的待冲基金一并冲销。

四、待冲基金的主要账务处理如下：

（一）使用财政补助资金为购建固定资产、无形资产或购买药品、卫生材料等库存物资发生支出时，按照实际支出金额，借记"财政项目补助支出"等科目，贷记"财政补助收入"、"零余额账户用款额度"、"银行存款"等科目；同时，借记"在建工程"、"固定资产"、"无形资产"、"库存物资"等科目，贷记"待冲基金——待冲财政基金"科目。

（二）使用科教项目资金为购入固定资产、无形资产或购买药品、卫生材料等库存物资发生支出时，按照实际支出金额，借记"科教项目支出"科目，贷记"银行存款"等科目；同时，借记"固定资产"、"无形资产"、"库存物资"等科目，贷记"待冲基金——待冲科教项目基金"科目。

（三）财政补助、科教项目资金形成的固定资产、无形资产计提折旧、摊销时，按照财政补助、科教项目资金形成的金额部分，借记本科目，按照应提折旧、摊销额中的其余金额部分，借记"医疗业务成本"、"管理费用"等科目，按照应计提的折旧、摊销额，贷记"累计折旧"、"累计摊销"科目。

（四）领用、发出财政补助、科教项目资金形成的库存物资时，按发出物资所对应的待冲基金金额，借记本科目，贷记"库存物资"科目。

（五）处置、盘亏财政补助、科教项目资金形成的固定资产、无形资产，以及财政补助、科教项目资金形成的库存物资发生盘亏、变质、毁损的，应当在进行相关账务处理的同时，按该项资产对应的尚未冲减完毕的待冲基金数额，借记本科目，贷记"固定资产"、"无形资产"、"库存物资"等科目。

五、本科目期末贷方余额，反映医院尚未冲减完毕的待冲基金数额。

3301 财政补助结转（余）

一、本科目核算医院历年滚存的财政补助结转和结余资金，包括基本支出结转、项目支出结转和项目支出结余。

二、本科目应当设置"财政补助结转"、"财政补助结余"两个一级明细科目。

（一）"财政补助结转"明细科目

"财政补助结转"一级明细科目下应设置"基本支出结转"、"项目支出结转"两个二级明细科目。

"基本支出结转"二级明细科目下应按照《政府收支分类科目》中"支出功能分类科目"的相关科目进行明细核算。

"项目支出结转"二级明细科目下应按照《政府收支分类科目》中"支出功能分类科目"的"医疗卫生"、"科学技术"、"教育"等相关科目以及具体项目进行明细核算。

（二）"财政补助结余"明细科目

"财政补助结余"一级明细科目下应当按照《政府收支分类科目》中"支出功能分类科目"的相关科目进行明细核算。

三、财政补助结转（余）的主要账务处理如下：

（一）期末，将本期财政项目补助收入结转入财政补助结转（余）时，借记"财政补助收入——项目支出"科目，贷记本科目（财政补助结转——项目支出结转）；将本期财政项目补助支出结转入财政补助结转（余）时，借记本科目（财政补助结转——项目支出结转)，贷记"财政项目补助支出"科目。

（二）年末，将本年财政基本补助结转转入财政补助结转（余）时，按"财政补助收入——基本支出"明细科目本年发生额减去"医疗业务成本"、"管理费用"科目下"财政基本补助支出"备查簿中登记的本年发生额合计后的金额，借记"本期结余"科目，贷记本科目（财政补助结转——基本支出结转）。

（三）年末，完成上述（一）、（二）结转后，应当对本科目下"财政补助结转——项目支出结转"明细科目下所属各明细项目的执行情况进行分析，按照有关规定将符合财政补助结余资金性质的对应项目的贷方余额转入本科目下"财政补助结余"明细科目。按照各项目结转金额，借记本科目（财政补助结转——项目支出结转——××项目），贷记本科目（财政补助结余）。

（四）按规定向主管部门等上缴财政补助结转和结余资金、注销财政补助结转和结余额度等时，按实际上缴资金数额或注销的资金额度数额，借记本科目，贷记"财政应返还额度"、"零余额账户用款额度"、"银行存款"等科目。

四、本科目期末贷方余额，反映医院财政补助结转和结余资金数额。

3302　科教项目结转（余）

一、本科目核算医院尚未结项的非财政资助科研、教学项目累计所取得收入减去累计发生支出后的，留待下期按原用途继续使用的结转资金，以及医院已经结项但尚未解除限定的非财政科教项目结余资金。

这里的"项目"，指医院从财政部门以外的部门或单位取得的、具有指定用途、项目完成后需要报送项目资金支出决算和使用效果书面报告的资金所对应的项目。

这里的"累计发生支出"，指使用非财政科研、教学项目收入累计所发生的支出。

二、本科目应设置"科研项目结转（余）"、"教学项目结转（余）"两个明细科目，并按具体项目进行明细核算。

三、科教项目结转（余）的主要账务处理如下：

（一）期末，结转本期科教项目收入，借记"科教项目收入"科目，贷记本科目。

（二）期末，结转本期科教项目支出，借记本科目，贷记"科教项目支出"科目。

（三）科教项目结项后如有结余资金并解除限定可以转入事业基金的，按照结转金额，借记本科目，贷记"事业基金"科目。

四、本科目期末贷方余额,反映医院留待下期按原用途继续使用的非财政科研、教学项目结转资金数额以及尚未解除限定的非财政科研、教学项目结余资金数额。

3401 本期结余

一、本科目核算医院本期除财政项目补助收支、科教项目收支以外的各项收入减去各项费用后的结余。

二、本期结余的主要账务处理如下:

(一)期末,应将除财政项目补助收支、科教项目收支以外的其他各收入、费用类科目的本期发生额结转入本期结余。按照应结转的各收入类科目的本期发生额,借记"医疗收入"、"财政补助收入——基本支出"、"其他收入"科目,贷记本科目;同时,按照应结转的各费用类科目的本期发生额,借记本科目,贷记"医疗业务成本"、"管理费用"、"其他支出"科目。

(二)年末,经过上述(一)结转后,首先,应将本年财政基本补助结转转入财政补助结转(余),按"财政补助收入——基本支出"明细科目本年发生额减去"医疗业务成本"、"管理费用"科目下"财政基本补助支出"备查簿中登记的本年发生额合计后的金额,借记本科目，贷记"财政补助结转（余）——财政补助结转（基本支出结转）"科目。

其次，将扣除财政基本补助结转后本年实现的业务结余（或发生的业务亏损）结转入结余分配。如扣除财政基本补助结转后本科目为贷方余额（即为本年实现的业务结余），借记本科目，贷记"结余分配"科目；如扣除财政基本补助结转后本科目为借方余额（即为本年发生的业务亏损），借记"结余分配"科目，贷记本科目。

三、本科目期末如为贷方余额，反映医院自年初至报告期末累计实现的业务结余；如为借方余额，反映医院自年初至报告期末累计发生的业务亏损。年末结转后，本科目应无余额。

3501　结余分配

一、本科目核算医院当年提取职工福利基金、未分配结余结转事业基金、用事业基金弥补亏损等的情况和结果。

二、本科目应设置"事业基金弥补亏损"、"提取职工福利基金"、"转入事业基金"等明细科目，进行明细核算。

三、结余分配的主要账务处理如下：

（一）年末，将本年扣除财政基本补助结转后实现的业务结余结转入结余分配时，借记"本期结余"科目，贷记本科目；将本年扣除财政基本补助结转后发生的业务亏损结转入结余分配时，借记本科目，贷记"本期结余"科目。

（二）经过上述（一）结转后，本科目为贷方余额的，可以按国家有关规定提取职工福利基金，剩余部分转入事业基金。提取职工福利基金时，借记本科目（提取职工福利基金），贷记"专用基金"科目；将提取职工福利基金后本科目的贷方余额转入事业基金时，借记本科目（转入事业基金），贷记"事业基金"科目。

（三）经过上述（一）结转后，本科目为借方余额的，应由事业基金弥补，不得进行其他分配；事业基金不足以弥补的，为累计未弥补亏损。以事业基金弥补亏损时，借记"事业基金"科目，贷记本科目（事业基金弥补亏损）。

四、年末将未分配结余转入事业基金后，本科目一般应无余额。本科目年末有借方余额的，表示医院累计未弥补的亏损。

四、收入类

4001 医疗收入

一、本科目核算医院开展医疗服务活动取得的收入,包括门诊收入和住院收入。

二、本科目应设置"门诊收入"、"住院收入"两个一级明细科目。

(一)"门诊收入"一级明细科目

"门诊收入"一级明细科目核算医院为门诊病人提供医疗服务所取得的收入。该一级明细科目下应当设置"挂号收入"、"诊察收入"、"检查收入"、"化验收入"、"治疗收入"、"手术收入"、"卫生材料收入"、"药品收入"、"药事服务费收入"、"其他门诊收入"、"结算差额"等二级明细科目,进行明细核算。其中:

"药品收入"二级明细科目下,应设置"西药"、"中成药"、"中草药"等三级明细科目。

"结算差额"二级明细科目核算医院同医疗保险机构结算时,因医院按照医疗服务项目收费标准计算确认的应收医疗款金额与医疗保险机构实际支付金额不同,而产生的需要调整医院医疗收入的差额(不包括医院因违规治疗等管理不善原因被医疗保险机构拒付所产生的差额）。医院因违规治疗等管理不善原因被医疗保险机构拒付而不能收回的应收医疗款，应按规定确认为坏账损失，不通过本明细科目核算。

（二）"住院收入"一级明细科目

"住院收入"一级明细科目核算医院为住院病人提供医疗服务所取得的收入。该一级明细科目下应当设置"床位收入"、"诊察收入"、"检查收入"、"化验收入"、"治疗收入"、"手术收入"、"护理收入"、"卫生材料收入"、"药品收入"、"药事服务费收入"、"其他住院收入"、"结算差额"等二级明细科目，进行明细核算。其中：

"药品收入"二级明细科目下，应设置"西药"、"中成药"、"中草药"等三级明细科目。

"结算差额"二级明细科目的核算内容同"门诊收入"一级明细科目所属的"结算差额"二级明细科目。

三、医疗收入应当在提供医疗服务（包括发出药品）并收讫价款或取得收款权利时，按照国家规定的医疗服务项目收费标准计算确定的金额确认入账。医院给予病人或其他付费方的折扣不计入医疗收入。

医院同医疗保险机构结算时，医疗保险机构实际支付金额与医院确认的应收医疗款金额之间存在差额的，对于除医院因违规治疗等管理不善原因被医疗保险机构拒付所产生的差额以外的差额，应当调整医疗收入。

四、医疗收入的主要账务处理如下：

（一）实现医疗收入时，按照依据规定的医疗服务项目收费标准计算确定的金额（不包括医院给予病人或其他付费方的折扣），借记"库存现金"、"银行存款"、"应收在院病人医疗款"、"应收医疗款"等科目，贷记本科目。

（二）同医疗保险机构结算应收医疗款时，按照实际收到的金额，借记"银行存款"科目，按照医院因违规治疗等管理不善原因被医疗保险机构拒付的金额，借记"坏账准备"科目，按照应收医疗保险机构的金额，贷记"应收医疗款"科目，按照借贷方之间的差额，借记或贷记本科目（门诊收入、住院收入——结算差额）。

（三）期末，将本科目余额转入本期结余，借记本科目，贷记"本期结余"科目。

五、期末结转后，本科目应无余额。

4101　财政补助收入

一、本科目核算医院按部门预算隶属关系从同级财政部门取得的各类财政补助。

二、本科目应设置"基本支出"和"项目支出"两个一级明细科目。其中,"基本支出"明细科目核算医院由财政部门拨入的符合国家规定的离退休人员经费、政策性亏损补贴等经常性补助;"项目支出"明细科目核算医院由财政部门拨入的主要用于基本建设和设备购置、重点学科发展、承担政府指定公共卫生任务等的专项补助。

"基本支出"一级明细科目下应按照《政府收支分类科目》中"支出功能分类科目"的相关科目进行明细核算。

"项目支出"一级明细科目下应按照《政府收支分类科目》中"支出功能分类科目"的"医疗卫生"、"科学技术"、"教育"等相关科目以及具体项目进行明细核算。

三、财政补助采用国库集中支付方式下拨时,在财政直接支付方式下,应在收到代理银行转来的《财政直接支付入账通知书》时,按照通知书中的直接支付入账金额确认财政补助收入;在财政授权支付方式下,应在收到代理银行转来的《授权支付到账通知书》时,按照通知书中的授权支付额度确认财政补助收入。

其他方式下拨的财政补助,应在实际取得补助时确认财政补助收入。

四、财政补助收入的主要账务处理如下：

（一）财政直接支付方式下，按照财政直接支付金额，借记"医疗业务成本"、"财政项目补助支出"等科目，贷记本科目；对于为购建固定资产、无形资产或购买药品等库存物资而由财政直接支付的支出，还应借记"在建工程"、"固定资产"、"无形资产"、"库存物资"等科目，贷记"待冲基金——待冲财政基金"科目。

年度终了，医院根据本年度财政直接支付预算指标数与当年财政直接支付实际支出数的差额，借记"财政应返还额度——财政直接支付"科目，贷记本科目。

（二）财政授权支付方式下，按照财政授权支付到账额度金额，借记"零余额账户用款额度"科目，贷记本科目。

年度终了，医院本年度财政授权支付预算指标数大于零余额账户用款额度下达数的，借记"财政应返还额度——财政授权支付"科目，贷记本科目。

（三）其他方式下，实际收到财政补助收入时，按照实际收到的金额，借记"银行存款"等科目，贷记本科目。

（四）期末，将本科目的贷方余额分别转入本期结余和财政补助结转（余）。按本科目（基本支出）的贷方余额，借记本科目（基本支出），贷记"本期结余"科目；按本科目（项目支出）的贷方余额，借记本科目（项目支出），贷记"财政补助结转（余）——财政补助结转（项目支出结转）"科目。

五、期末结转后，本科目应无余额。

4201 科教项目收入

一、本科目核算医院取得的除财政补助收入外专门用于科研、教学项目的补助收入。

二、本科目应设置"科研项目收入"、"教学项目收入"两个明细科目，并按具体项目进行明细核算。

三、科教项目收入应当在实际收到时，按照实际收到的金额予以确认。

四、科教项目收入的主要账务处理如下：

（一）取得除财政补助收入以外的科研、教学项目资金时，按收到的金额，借记"银行存款"等科目，贷记本科目。

（二）期末，将本科目余额转入科教项目结转（余），借记本科目，贷记"科教项目结转（余）"科目。

五、期末结转后，本科目应无余额。

4301 其他收入

一、本科目核算医院除医疗收入、财政补助收入、科教项目收入以外的其他收入,包括培训收入、食堂收入、银行存款利息收入、租金收入、投资收益、财产物资盘盈收入、捐赠收入、确实无法支付的应付款项等。

二、本科目应当按照其他收入的种类设置明细账,进行明细核算。其中,医院对外投资实现的投资净损益,应单设"投资收益"明细科目进行核算。

三、其他收入的主要账务处理如下:

(一)取得培训收入、食堂收入、银行存款利息收入等时,按照实际收到的金额,借记"库存现金"、"银行存款"等科目,贷记本科目。

(二)固定资产出租收入,在租赁期内各个期间按直线法确认收入。

采用预付租金方式的,收到预付的租金时,借记"银行存款"等科目,贷记"其他应收款"科目;分期确认租金收入时,借记"其他应收款"科目,贷记本科目。

采用后付租金方式的,每期确认租金收入时,借记"其他应收款"科目,贷记本科目。收到租金时,借记"银行存款"等科目,贷记"其他应收款"科目。

采用分期收取租金方式的,每期收取租金时,借记"银行存款"等科目,贷记本科目。

(三)投资收益

1. 短期投资持有期间收到利息等投资收益时,按实际收到的金额,借记"银行存款"等科目,贷记本科目(投资收益)。

出售或到期收回短期债券本息,按实际收到的金额,借记"银行存款"科目,按出售或收回短期投资的成本,贷记"短期投资"科目,按其差额,借记或贷记本科目(投资收益)。

2. 长期股权投资持有期间,被投资单位宣告分派利润时,按照宣告分派的利润中属于医院应享有的份额,借记"其他应收款"科目,贷记本科目(投资收益)。

处置长期股权投资时,按照实际取得的价款,借记"银行存款"等科目,按照所处置长期股权投资的账面余额,贷记"长期投资——股权投资"科目,按照尚未领取的已宣告分派的利润,贷记"其他应收款"科目,按照其差额,借记或贷记本科目(投资收益)。

3. 持有的长期债券投资,应在债券持有期间按照票面价值与票面利率按期计算确认利息收入,如为到期一次还本付息的债券投资,借记"长期投资——债权投资(应收利息)"科目,贷记本科目(投资收益);如为分期付息、到期还本的债券投资,借记"其他应收款"科目,贷记本科目(投资收益)。

出售长期债权投资或到期收回长期债权投资本息,按照实际收到的金额,借记"银行存款"等科目,按照债券初始投资成本和已计未收利息金额,贷记"长期投资——债权投资(成本、应收利息)"科目[到期一次还本付息债券],或"长期投资——债权投资"、"其他应收款"科目[分期付息债券],按照其差额,贷记或借记本科目(投资收益)。

(四)盘盈的库存物资、固定资产等,在经批准处理时,借记"待处理财产损溢"科目,贷记本科目。

(五)接受的捐赠资金,按照实际收到的金额,借记"银行存款"等科目,贷记本科目;接受的实物资产捐赠,按照同类或类似资产的市场价格或有关凭据注明的金额加上相关税费,借记"固定资产"等科目,按发生的相关税费金额,贷记"银行存款"等科目,按其差额,贷记本科目。

(六)确实无法支付的应付款项,按照经批准核销的金额,借记"应付账款"、"其他应付款"科目,贷记本科目。

（七）期末，将本科目余额转入本期结余，借记本科目，贷记"本期结余"科目。

四、期末结转后，本科目应无余额。

五、费用类

5001　医疗业务成本

一、本科目核算医院开展医疗服务及其辅助活动发生的各项费用，包括人员经费、耗用的药品及卫生材料费、固定资产折旧费、无形资产摊销费、提取医疗风险基金和其他费用，不包括财政补助收入和科教项目收入形成的固定资产折旧和无形资产摊销。

医院统一负担的离退休人员经费在"管理费用"科目核算，不在本科目核算。

使用财政基本补助发生的归属于医疗业务成本的支出，在本科目核算；使用财政项目补助发生的支出，在"财政项目补助支出"科目核算，不在本科目核算。

医院开展科研、教学项目使用自筹配套资金发生的支出，以及医院开展的不与本制度规定的特定"项目"相关的医疗辅助科研、教学活动发生的相关人员经费、专用材料费、资产折旧（摊销）费等费用，在本科目核算，不在"财政项目补助支出"、"科教项目支出"科目核算。

二、本科目应设置"人员经费"、"卫生材料费"、"药品费"、"固定资产折旧费"、"无形资产摊销费"、"提取医疗风险基金"、"其他费用"等一级明细科目，并按照各具体科室进行明细核算，归集临床服务、医疗技术、医疗辅助类各科室发生的，能够直接计入各科室或采用一定方法计算后计入各科室的直接成本。

"人员经费"、"其他费用"明细科目下还应参照《政府收支分类科目》中"支出经济分类科目"的相关科目进行明细核算。

医院应当在本科目下设置"财政基本补助支出"备查簿，按《政府收支分类科目》中"支出功能分类科目"以及"支出经济分类科目"的相关科目，对各项归属于医疗业务成本的财政基本补助支出进行登记。

三、医疗业务成本的主要账务处理如下：

（一）为从事医疗活动及其辅助活动人员计提的薪酬、福利费等，借记本科目（人员经费），贷记"应付职工薪酬"、"应付福利费"、"应付社会保障费"等科目。

（二）开展医疗活动及其辅助活动中，内部领用或出售发出的药品、卫生材料等，按其实际成本，借记本科目（卫生材料费、药品费），贷记"库存物资"

科目。

（三）开展医疗活动及其辅助活动所使用固定资产、无形资产计提的折旧、摊销，按照财政补助、科教项目资金形成的金额部分，借记"待冲基金"科目，按照应提折旧、摊销额中的其余金额部分，借记本科目（固定资产折旧费、无形资产摊销费），按照应计提的折旧、摊销额，贷记"累计折旧"、"累计摊销"科目。

（四）计提的医疗风险基金，按照计提金额，借记本科目（提取医疗风险基金），贷记"专用基金——医疗风险基金"科目。

（五）开展医疗活动及其辅助活动中发生的其他各项费用，借记本科目（其他费用），贷记"银行存款"、"待摊费用"等科目。

（六）期末，将本科目余额转入本期结余，借记"本期结余"科目，贷记本科目。

四、期末结转后，本科目应无余额。

5101　财政项目补助支出

一、本科目核算医院本期使用财政项目补助（包括当年取得的财政补助和以前年度结转或结余的财政补助）发生的支出。

二、本科目应当按照《政府收支分类科目》中"支出功能分类科目"的"医疗卫生"、"科学技术"、"教育"等相关科目以及具体项目进行明细核算。

三、财政项目补助支出的主要账务处理如下：

（一）财政直接支付方式下，发生财政直接支付的项目补助时，按照支付金额，借记本科目，贷记"财政补助收入"科目；对于为购建固定资产、无形资产或购买药品等物资而由财政直接支付的支出，还应借记"在建工程"、"固定资产"、"无形资产"、"库存物资"等科目，贷记"待冲基金——待冲财政基金"科目。

（二）财政授权支付方式下，使用零余额账户用款额度发生项目补助支付时，按照支付金额，借记本科目，贷记"零余额账户用款额度"科目；对于为购建固定资产、无形资产或购买药品等物资而由财政授权支付的支出，还应借记"在建工程"、"固定资产"、"无形资产"、"库存物资"等科目，贷记"待冲基金——待冲财政基金"科目。

（三）其他方式下，发生财政项目补助支出时，按照实际支付的金额，借记本科目，贷记"银行存款"等科目；对于为购建固定资产、无形资产或购买药品等物资发生的支出，还应借记"在建工程"、"固定资产"、"无形资产"、"库存物资"等科目，贷记"待冲基金——待冲财政基金"科目。

（四）期末，将本科目余额转入财政补助结转（余），借记"财政补助结转（余）——财政补助结转（项目支出结转）"科目，贷记本科目。

四、期末结转后，本科目应无余额。

5201 科教项目支出

一、本科目核算医院使用除财政补助收入以外的科研、教学项目收入开展科研、教学项目活动所发生的各项支出。

二、本科目应设置"科研项目支出"、"教学项目支出"两个明细科目，并按具体项目进行明细核算。

医院还应设置相应的辅助账，登记开展各科研、教学项目所使用自筹配套资金的情况。

三、科教项目支出的主要账务处理如下：

（一）使用科教项目收入发生的各项支出，按实际支出金额，借记本科目，贷记"银行存款"等科目；形成固定资产、无形资产、库存物资的，还应同时借记"固定资产"、"无形资产"、"库存物资"等科目，贷记"待冲基金——待冲科教项目基金"科目。

（二）期末，将本科目余额转入科教项目结转

（余），借记"科教项目结转（余）"科目，贷记本科目。

四、期末结转后，本科目应无余额。

5301　管理费用

一、本科目核算医院行政及后勤管理部门为组织、管理医疗、科研、教学业务活动所发生的各项费用，包括医院行政及后勤管理部门发生的人员经费、公用经费、资产折旧（摊销）费等费用，以及医院统一负担的离退休人员经费、坏账损失、银行借款利息支出、银行手续费支出、汇兑损益、聘请中介机构费、印花税、房产税、车船使用税等。

为购建固定资产取得的专门借款，在工程项目建设期间的借款利息应予资本化，不在本科目核算；在工程完工交付使用后发生的专门借款利息，在本科目核算。

使用财政基本补助发生的归属于管理费用的支出，在本科目核算；使用财政项目补助发生的支出，在"财政项目补助支出"科目核算，不在本科目核算。

二、本科目应设置"人员经费"、"固定资产折旧费"、"无形资产摊销费"、"其他费用"等一级明细科目。其中："人员经费"、"其他费用"明细科目下应参照《政府收支分类科目》中"支出经济分类科目"的相关科目进行明细核算。

医院应当在本科目下设置"财政基本补助支出"备查簿，按《政府收支分类科目》中"支出功能分类科目"以及"支出经济分类科目"的相关科目，对各项归属于管理费用的财政基本补助支出进行登记。

三、管理费用的主要账务处理如下：

（一）为行政及后勤管理部门人员以及离退休人员计提的薪酬、福利费等，借记本科目（人员经费），贷记"应付职工薪酬"、"应付福利费"、"应付社会保障费"等科目。

（二）行政及后勤管理部门所使用固定资产、无形资产计提的折旧、摊销，按照财政补助、科教项目资金形成的金额部分，借记"待冲基金"科目，按照应提折旧、摊销额中的其余金额部分，借记本科目（固定资产折旧费、无形资产摊销费），按照应计提的折旧、摊销额，贷记"累计折旧"、"累计摊销"科目。

（三）提取坏账准备时，借记本科目（其他费用），贷记"坏账准备"科目；冲减坏账准备时，借记"坏账准备"科目，贷记本科目（其他费用）。

（四）发生应计入管理费用的银行借款利息支出时，借记本科目（其他费用），贷记"预提费用"、"银行存款"、"长期借款"等科目。

发生汇兑净收益时,借记"银行存款"、"应付账款"等科目,贷记本科目(其他费用);发生汇兑净损失时,借记本科目(其他费用),贷记"银行存款"、"应付账款"等科目。

(五)发生其他各项管理费用时,借记本科目(其他费用),贷记"库存现金"、"银行存款"、"库存物资"、"待摊费用"等科目。

(六)期末,将本科目余额转入本期结余,借记"本期结余"科目,贷记本科目。

四、期末结转后,本科目应无余额。

5302 其他支出

一、本科目核算医院本期发生的,无法归属到医疗业务成本、财政项目补助支出、科教项目支出、管理费用中的支出,包括培训支出,食堂提供服务发生的支出,出租固定资产的折旧费,营业税、城市维护建设税、教育费附加等税费,财产物资盘亏或毁损损失,捐赠支出,罚没支出等。

二、本科目应当按照其他支出的种类和项目设置明细账,进行明细核算。

三、其他支出的主要账务处理如下:

（一）为出租固定资产计提的折旧额，按照财政补助、科教项目资金形成的金额部分，借记"待冲基金"科目，按照应提折旧额中的其余金额部分，借记本科目，按照应计提的折旧额，贷记"累计折旧"科目。

（二）盘亏、变质、毁损的财产物资，按照相关待处理财产损溢金额扣除可以收回的保险赔偿和过失人的赔偿等后的金额，借记本科目，按照已收回或应收回的保险赔偿和过失人赔偿等，借记"库存现金"、"银行存款"、"其他应收款"等科目，按照相关待处理财产损溢余额，贷记"待处理财产损溢"科目。

（三）发生营业税、城市维护建设税、教育费附加等纳税义务的，按照税法规定计算的应交税费金额，借记本科目、"固定资产清理"等科目，贷记"应交税费"科目。

（四）发生培训支出、食堂支出、捐赠支出、罚没支出等其他支出，借记本科目，贷记"银行存款"等科目。

（五）期末，将本科目余额转入本期结余，借记"本期结余"科目，贷记本科目。

四、期末结转后，本科目应无余额。

第四部分
会计报表格式

编　号	会计报表名称	编制期
会医 01 表	资产负债表	月度、季度、年度
会医 02 表	收入费用总表	月度、季度、年度
会医 02 表附表 01	医疗收入费用明细表	月度、季度、年度
会医 03 表	现金流量表	年度
会医 04 表	财政补助收支情况表	年度

第四部分 会计报表格式

资产负债表

会医01表

编制单位： ____年__月__日 单位：元

资　产	期末余额	年初余额	负债和净资产	期末余额	年初余额
流动资产：			流动负债：		
货币资金			短期借款		
短期投资			应缴款项		
财政应返还额度			应付票据		
应收在院病人医疗款			应付账款		
应收医疗款			预收医疗款		
其他应收款			应付职工薪酬		
减：坏账准备			应付福利费		
预付账款			应付社会保障费		
存货			应交税费		
待摊费用			其他应付款		
一年内到期的长期债权投资			预提费用		
流动资产合计			一年内到期的长期负债		
非流动资产：			流动负债合计		
长期投资			非流动负债：		
固定资产			长期借款		
固定资产原价			长期应付款		
减：累计折旧			非流动负债合计		
在建工程			负债合计		
固定资产清理			净资产：		
无形资产			事业基金		
无形资产原价			专用基金		
减：累计摊销			待冲基金		
长期待摊费用			财政补助结转（余）		
待处理财产损溢			科教项目结转（余）		
非流动资产合计			本期结余		
			未弥补亏损		
			净资产合计		
资产总计			负债和净资产总计		

医院会计制度

收入费用总表

会医 02 表

编制单位：　　　　　　　　　　年　　月　　　　　　单位：元

项　目	本月数	本年累计数
一、医疗收入		
加：财政基本补助收入		
减：医疗业务成本		
减：管理费用		
二、医疗结余		
加：其他收入		
减：其他支出		
三、本期结余		
减：财政基本补助结转		
四、结转入结余分配		
加：年初未弥补亏损		
加：事业基金弥补亏损		
减：提取职工福利基金		
转入事业基金		
年末未弥补亏损		
五、本期财政项目补助结转（余）：		
财政项目补助收入		
减：财政项目补助支出		
六、本期科教项目结转（余）：		
科教项目收入		
减：科教项目支出		

第四部分　会计报表格式

医疗收入费用明细表

会医 02 表附表 01

编制单位：　　　　　　　　　　　　年　　月　　　　　　　　　单位：元

项　目	本月数	本年累计数	项　目	本月数	本年累计数
医疗收入			医疗成本		
1. 门诊收入			（一）按性质分类		
其中：挂号收入			1. 人员经费		
诊察收入			2. 卫生材料费		
检查收入			3. 药品费		
化验收入			4. 固定资产折旧费		
治疗收入			5. 无形资产摊销费		
手术收入			6. 提取医疗风险基金		
卫生材料收入			7. 其他费用		
药品收入			（二）按功能分类		
其中：西药收入			1. 医疗业务成本		
中草药收入			其中：临床服务成本		
中成药收入			医疗技术成本		
药事服务费收入			医疗辅助成本		
其他门诊收入			2. 管理费用		
2. 住院收入					
其中：床位收入					
诊察收入					
检查收入					
化验收入					
治疗收入					
手术收入					
护理收入					
卫生材料收入					
药品收入					
其中：西药收入					
中草药收入					
中成药收入					
药事服务费收入					
其他住院收入					

现金流量表

会医03表

编制单位：　　　　　　　　　　　年度　　　　　　　　　　　单位：元

项　目	行次	金　额
一、业务活动产生的现金流量：		
开展医疗服务活动收到的现金		
财政基本支出补助收到的现金		
财政非资本性项目补助收到的现金		
从事科教项目活动收到的除财政补助以外的现金		
收到的其他与业务活动有关的现金		
现金流入小计		
发生人员经费支付的现金		
购买药品支付的现金		
购买卫生材料支付的现金		
使用财政非资本性项目补助支付的现金		
使用科教项目收入支付的现金		
支付的其他与业务活动有关的现金		
现金流出小计		
业务活动产生的现金流量净额		
二、投资活动产生的现金流量：		
收回投资所收到的现金		
取得投资收益所收到的现金		
处置固定资产、无形资产收回的现金净额		
收到的其他与投资活动有关的现金		
现金流入小计		
购建固定资产、无形资产支付的现金		
对外投资支付的现金		
上缴处置固定资产、无形资产收回现金净额支付的现金		
支付的其他与投资活动有关的现金		
现金流出小计		
投资活动产生的现金流量净额		
三、筹资活动产生的现金流量：		
取得财政资本性项目补助收到的现金		
借款收到的现金		

续表

项　目	行次	金　额
收到的其他与筹资活动有关的现金		
现金流入小计		
偿还借款支付的现金		
偿付利息支付的现金		
支付的其他与筹资活动有关的现金		
现金流出小计		
筹资活动产生的现金流量净额		
四、汇率变动对现金的影响额		
五、现金净增加额		

医院会计制度

财政补助收支情况表

会医 04 表

编制单位：　　　　　　　　　　年度　　　　　　　　单位：元

项　目	结转本年数	——
一、上年结转		——
（一）财政补助结转		——
1. 基本支出结转		——
2. 项目支出结转		——
其中：医疗卫生项目		——
科学技术项目		——
教育项目		——
（二）财政补助结余		——
项　目	本年数	上年数
二、本年财政补助收入		
（一）基本支出		
（二）项目支出		
其中：医疗卫生项目		
科学技术项目		
教育项目		
三、本年财政补助支出		
（一）基本支出		
（二）项目支出		
其中：医疗卫生项目		
科学技术项目		
教育项目		
四、财政补助上缴		
（一）财政补助结转上缴		
（二）财政补助结余上缴		
项　目	结转下年数	——
五、结转下年		——

续表

项　　目	结转本年数	——
（一）财政补助结转		——
1. 基本支出结转		——
2. 项目支出结转		——
其中：医疗卫生项目		——
科学技术项目		——
教育项目		——
（二）财政补助结余		——

第五部分
会计报表编制说明

一、资产负债表编制说明

1. 本表反映医院某一会计期末全部资产、负债和净资产的情况。

2. 本表"年初余额"栏内各项数字，应当根据上年年末资产负债表"期末余额"栏内数字填列。如果本年度资产负债表规定的各个项目的名称和内容同上年度不相一致，应对上年年末资产负债表各项目的名称和数字按照本年度的规定进行调整，填入本表"年初余额"栏内。

3. 本表"期末余额"栏内各项目的内容和填列方法：

(1)"货币资金"项目,反映医院期末库存现金、银行存款、零余额账户用款额度以及其他货币资金的合计数。本项目应当根据"库存现金"、"银行存款"、"零余额账户用款额度"、"其他货币资金"科目的期末余额合计填列。

(2)"短期投资"项目,反映医院期末持有的短期投资的成本金额。本项目应当根据"短期投资"科目的期末余额填列。

(3)"财政应返还额度"项目,反映医院期末财政应返还额度的金额。本项目应当根据"财政应返还额度"科目的期末余额填列。

(4)"应收在院病人医疗款"项目,反映医院期末应收在院病人医疗款的金额。本项目应当根据"应收在院病人医疗款"科目的期末余额填列。

(5)"应收医疗款"项目,反映医院期末应收医疗款的账面余额。本项目应当根据"应收医疗款"科目的期末余额填列。

(6)"其他应收款"项目,反映医院期末其他应收款的账面余额。本项目应当根据"其他应收款"科目的期末余额填列。

(7)"坏账准备"项目,反映医院期末对应收医疗款和其他应收款提取的坏账准备。本项目应当根据

"坏账准备"科目的期末贷方余额填列；如果"坏账准备"科目期末为借方余额，则以"－"号填列。

（8）"预付账款"项目，反映医院预付给商品或者服务供应单位等的款项。本项目应当根据"预付账款"科目的期末余额填列。

（9）"存货"项目，反映医院在日常业务活动中持有已备出售给病人用于治疗，或者为了治疗出售仍处在加工（包括自制和委托外单位加工）过程中的，或者将在提供医疗服务或日常管理中耗用的药品、卫生材料、低值易耗品和其他材料。本项目应当根据"库存物资"、"在加工物资"科目的期末余额合计填列。

（10）"待摊费用"项目，反映医院已经支出，但应当由本期和以后各期分别负担的分摊期在1年以内（含1年）的各项费用。本项目应当根据"待摊费用"科目的期末余额填列。

（11）"一年内到期的长期债权投资"项目，反映医院将在1年内（含1年）到期的长期债权投资。本项目应当根据"长期投资——债权投资"明细科目的期末余额中将在1年内（含1年）到期的长期债权投资余额分析填列。

（12）"流动资产合计"项目，按照"货币资金"、"短期投资"、"财政应返还额度"、"应收在院病人医疗款"、"应收医疗款"、"其他应收款"、"预付账款"、"存货"、"待摊费用"、"一年内到期的长期债权投资"项目金额的合计数减去"坏账准备"项目金额后的金额填列。

（13）"长期投资"项目，反映医院持有时间准备超过1年（不含1年）的各种股权性质的投资，以及在1年内（含1年）不能变现或不准备随时变现的债权性质的投资。本项目应当根据"长期投资"科目期末余额减去其中将于1年内（含1年）到期的长期债权投资余额后的金额填列。

（14）"固定资产"项目，反映医院各项固定资产的净值（账面价值）。本项目应当根据"固定资产"科目期末余额减去"累计折旧"科目期末余额后的金额填列。

本项目下，"固定资产原价"项目，反映医院各项固定资产的原价，根据"固定资产"科目期末余额填列；"累计折旧"项目，反映医院各项固定资产的累计折旧，根据"累计折旧"科目期末余额填列。

（15）"在建工程"项目，反映医院尚未完工交付使用的在建工程发生的实际成本。本项目应当根据"在建工程"科目的期末余额填列。

（16）"固定资产清理"项目，反映医院因出售、报废、毁损等原因转入清理但尚未清理完毕的固定资产的账面价值，以及固定资产清理过程中所发生的清理费用和清理收入等各项金额的差额。本项目应当根据"固定资产清理"科目的期末借方余额填列；如果"固定资产清理"科目期末为贷方余额，则以"－"号填列。

（17）"无形资产"项目，反映医院持有的各项无形资产的账面价值。本项目应当根据"无形资产"科目期末余额减去"累计摊销"科目期末余额后的金额填列。

本项目下，"无形资产原价"项目，反映医院持有的各项无形资产的账面余额，根据"无形资产"科目期末余额填列；"累计摊销"项目，反映医院各项无形资产已计提的累计摊销，根据"累计摊销"科目期末余额填列。

（18）"长期待摊费用"项目，反映医院已经支出但应由本期和以后各期负担的分摊期限在1年以上（不含1年）的各项费用。本项目应当根据"长期待摊费用"科目的期末余额填列。

（19）"待处理财产损溢"项目，反映医院期末尚未处理的各种财产的净损失或净溢余。本项目应当根据"待处理财产损溢"科目的期末借方余额填列；如果"待处理财产损溢"科目期末为贷方余额,则以"一"号填列。在编制年度资产负债表时,本项目金额一般应为"0"。

(20)"非流动资产合计"项目,按照"长期投资"、"固定资产"、"在建工程"、"固定资产清理"、"无形资产"、"长期待摊费用"、"待处理财产损溢"项目金额的合计数填列。

(21)"资产总计"项目,按照"流动资产合计"、"非流动资产合计"项目金额的合计数填列。

(22)"短期借款"项目,反映医院向银行或其他金融机构等借入的、尚未偿还的期限在1年以下(含1年)的各种借款。本项目应当根据"短期借款"科目的期末余额填列。

(23)"应缴款项"项目,反映医院按规定应缴入国库或应上缴行政主管部门的款项。本项目应当根据"应缴款项"科目的期末余额填列。

(24)"应付票据"项目,反映医院期末应付票据的金额。本项目应当根据"应付票据"科目的期末余额填列。

(25)"应付账款"科目,反映医院期末应付未付账款的金额。本项目应当根据"应付账款"科目的期末余额填列。

（26）"预收医疗款"项目，反映医院向住院病人、门诊病人等预收的医疗款项。本项目应当根据"预收医疗款"科目的期末余额填列。

（27）"应付职工薪酬"项目，反映医院按有关规定应付未付给职工的各种薪酬。本项目应当根据"应付职工薪酬"科目的期末余额填列。

（28）"应付福利费"项目，反映医院按有关规定提取、尚未支付的职工福利费金额。本项目应当根据"应付福利费"科目的期末余额填列。

（29）"应付社会保障费"项目，反映医院按有关规定应付未付给社会保障机构的各种社会保障费。本项目应当根据"应付社会保障费"科目的期末余额填列。

（30）"应交税费"项目，反映医院应交未交的各种税费。本项目应当根据"应交税费"科目的期末余额填列。

（31）"其他应付款"项目，反映医院期末其他应付款金额。本项目应当根据"其他应付款"科目的期末余额填列。

（32）"预提费用"项目，反映医院预先提取的已经发生但尚未实际支付的各项费用。本项目应当根据"预提费用"科目的期末余额填列。

(33)"一年内到期的长期负债"项目,反映医院承担的将于1年内(含1年)偿还的长期负债。本项目应当根据"长期借款"、"长期应付款"科目的期末余额中将在1年内(含1年)到期的金额分析填列。

(34)"流动负债合计"项目,按照"短期借款"、"应缴款项"、"应付票据"、"应付账款"、"预收医疗款"、"应付职工薪酬"、"应付福利费"、"应付社会保障费"、"应交税费"、"其他应付款"、"预提费用"、"一年内到期的长期负债"项目金额的合计数填列。

(35)"长期借款"项目,反映医院向银行或其他金融机构借入的期限在1年以上(不含1年)的各种借款本息。本项目应当根据"长期借款"科目的期末余额减去其中将于1年内(含1年)到期的长期借款余额后的金额填列。

(36)"长期应付款"项目,反映医院发生的偿还期限在1年以上(不含1年)的各种应付款项。本项目应当根据"长期应付款"科目的期末余额减去其中将于1年内(含1年)到期的长期应付款余额后的金额填列。

(37)"非流动负债合计"项目,按照"长期借款"、"长期应付款"项目金额的合计数填列。

(38)"负债合计"项目,按照"流动负债合计"、

"非流动负债合计"项目金额的合计数填列。

（39）"事业基金"项目，反映医院拥有的非限定用途的净资产，主要包括滚存的结余资金和科教项目结余解除限定后转入的金额等。本项目应当根据"事业基金"科目的期末余额填列。

（40）"专用基金"项目，反映医院按规定设置、提取的具有专门用途的净资产。本项目应当根据"专用基金"科目的期末余额填列。

（41）"待冲基金"项目，反映医院使用财政补助、科教项目收入购建固定资产、无形资产或购买药品等物资所形成的，留待计提资产折旧、摊销或领用发出库存物资时予以冲减的基金。本项目应当根据"待冲基金"科目的期末余额填列。

（42）"财政补助结转（余）"项目，反映医院历年滚存的财政补助结转和结余资金，包括基本支出结转、项目支出结转和项目支出结余。本项目应当根据"财政补助结转（余）"科目的期末余额填列。

（43）"科教项目结转（余）"项目，反映医院尚未结项的非财政资助科研、教学项目累计所取得收入减去累计发生支出后的，留待下期按原用途继续使用的结转资金，以及医院已经结项但尚未解除限定的非财政科研、教学项目结余资金。本项目应当根据"科教项目结转（余）"科目的期末余额填列。

（44）"本期结余"项目，反映医院自年初至报告期末止除财政项目补助收支、科教项目收支以外的各项收入减去各项费用后的累计结余。本项目应当根据"本期结余"科目的期末贷方余额填列；"本期结余"科目期末为借方余额时，以"－"号填列。在编制年度资产负债表时，本项目金额应为"0"。

（45）"未弥补亏损"项目，反映医院累计未弥补的亏损。本项目应当根据"结余分配"科目的期末借方余额，以"－"号填列。

（46）"净资产合计"项目，按照"事业基金"、"专用基金"、"待冲基金"、"财政补助结转（余）"、"科教项目结转（余）"、"本期结余"、"未弥补亏损"项目金额的合计数填列。

（47）"负债和净资产总计"项目，按照"负债合计"、"净资产合计"项目金额的合计数填列。

二、收入费用总表编制说明

1. 本表反映医院在某一会计期间内全部收入、费用及结余的实际情况。

2. 本表"本月数"栏反映各收入、费用及结余项目的本月实际发生数。在编制年度收入费用总表时，应当将本栏改为"上年数"栏,反映各收入、费用及结余项目上一年度的实际发生数。如果本年度收入费用总表规定的各个项目的名称和内容同上年度不一致,应对上年度收入费用总表各项目的名称和数字按照本年度的规定进行调整,填入年度本表中的"上年数"栏。

本表"本年累计数"栏反映各项目自年初起至报告期末止的累计实际发生数。

3. 本表各项目的内容和填列方法:

(1)"医疗收入"项目,反映医院本期开展医疗服务活动取得的收入,包括门诊收入和住院收入。本项目应当根据"医疗收入"科目的贷方发生额减去借方发生额后的金额填列。

(2)"财政基本补助收入"项目,反映医院本期按部门预算隶属关系从同级财政部门取得的基本支出补助。本项目应当根据"财政补助收入——基本支出"明细科目的发生额填列。

(3)"医疗业务成本"项目,反映医院本期开展医疗活动及其辅助活动发生的各项费用。本项目应当根据"医疗业务成本"科目的发生额填列。

(4)"管理费用"项目,反映医院本期行政及后勤管理部门为组织、管理医疗、科研、教学业务活动所发生的各项费用，包括医院行政及后勤管理部门发生的人员经费、公用经费、资产折旧（摊销）费等费用，以及医院统一负担的离退休人员经费、坏账损失、银行借款利息支出、银行手续费支出、汇兑损益、聘请中介机构费、印花税、房产税、车船使用税等。本项目应当根据"管理费用"科目的借方发生额减去贷方发生额后的金额填列。

（5）"医疗结余"项目，反映医院本期医疗收入加上财政基本补助收入，再减去医疗业务成本、管理费用后的结余数额。本项目应根据本表中"医疗收入"项目金额加上"财政基本补助收入"项目金额，再减去"医疗业务成本"项目金额、"管理费用"项目金额后的金额填列；如为负数，以"—"号填列。

（6）"其他收入"项目，反映医院本期除医疗收入、财政补助收入、科教项目收入以外的其他收入总额。本项目应当根据"其他收入"科目的贷方发生额减去借方发生额后的金额填列。

（7）"其他支出"项目，反映医院本期发生的、无法归属到医疗业务成本、财政项目补助支出、科教项目支出、管理费用中的支出总额。本项目应当根据"其他支出"科目的发生额填列。

（8）"本期结余"项目，反映医院本期医疗结余加上其他收入，再减去其他支出后的结余数额。本项目可以根据本表"医疗结余"项目金额加上"其他收入"项目金额，再减去"其他支出"项目金额后的金额填列；如为负数，以"－"号填列。

（9）"财政基本补助结转"、"结转入结余分配"、"年初未弥补亏损"、"事业基金弥补亏损"、"提取职工福利基金"、"转入事业基金"、"年末未弥补亏损"七个项目，只有在编制年度收入费用总表时才填列。在编制年度收入费用总表时，该七个项目的内容及"本年累计数"栏的填列方法如下：

"财政基本补助结转"项目，反映医院本年财政基本补助收入减去财政基本补助支出后，留待下年继续使用的结转资金数额。本项目可以根据"财政补助收入——基本支出"明细科目本年发生额减去"医疗业务成本"、"管理费用"科目下"财政基本补助支出"备查簿中登记的本年发生额合计后的金额填列。

"结转入结余分配"项目，反映医院当年本期结余减去财政基本补助结转金额后，结转入结余分配的金额。本项目可以根据本表"本期结余"项目金额减去"财政基本补助结转"项目金额后的金额填列；如为负数，以"－"号填列。

"年初未弥补亏损"项目，反映医院截至本年初累计未弥补的亏损。本项目应当根据"结余分配"科目的本年初借方余额，以"－"号填列。

"事业基金弥补亏损"项目，反映医院本年以事业基金弥补亏损的数额。本项目应当根据"结余分配——事业基金弥补亏损"明细科目的本年贷方发生额填列。

"提取职工福利基金"项目，反映医院本年提取职工福利基金的数额。本项目应当根据"结余分配——提取职工福利基金"明细科目的本年借方发生额填列。

"转入事业基金"项目，反映医院本年转入事业基金的未分配结余数额。本项目应当根据"结余分配——转入事业基金"明细科目的本年借方发生额填列。

"年末未弥补亏损"项目，反映医院截至本年末止累计未弥补的亏损。本项目可以根据"结余分配"科目的本年末借方余额，以"－"号填列。

（10）"本期财政项目补助结转（余）"项目，反映医院本期取得的财政项目补助收入减去本期发生的财政项目补助支出后的数额。本项目应当根据"财政补助收入——项目支出"明细科目本期发生额减去"财政项目补助支出"科目的本期发生额后的金额填列。

本项目下：

"财政项目补助收入"项目,反映医院本期取得的财政项目补助收入。本项目应当根据"财政补助收入——项目支出"科目的本期发生额填列。

"财政项目补助支出"项目,反映医院本期发生的财政项目补助支出。本项目应当根据"财政项目补助支出"科目的本期发生额填列。

(11)"本期科教项目结转(余)"项目,反映医院本期取得的非财政科教项目收入减去本期发生的非财政科教项目支出后的数额。本项目应当根据"科教项目收入"科目本期发生额减去"科教项目支出"科目本期发生额后的金额填列。

本项目下:

"科教项目收入"项目,反映医院本期取得的非财政科教项目收入。本项目应当根据"科教项目收入"科目的本期发生额填列。

"科教项目支出"项目,反映医院本期发生的非财政科教项目支出。本项目应当根据"科教项目支出"科目的本期发生额填列。

三、医疗收入费用明细表编制说明

1. 本表反映医院在某一会计期间内医疗收入、医疗成本及其所属明细项目的实际情况。

2. 本表"本月数"栏反映医疗收入、医疗成本及其所属明细项目的本月实际发生数；在编制年度医疗收入费用明细表时，应当将本栏改为"上年数"栏，反映医疗收入、医疗成本及其所属明细项目上一年度的实际发生数。如果本年度医疗收入费用明细表规定的各个项目的名称和内容同上年度不一致，应对上年度医疗收入费用明细表各项目的名称和数字按照本年度的规定进行调整，填入年度本表中的"上年数"栏。

本表"本年累计数"栏反映各项目自年初起至报告期末止的累计实际发生数。

3. 本表各项目的填列方法：

（1）"医疗收入"项目及其所属"门诊收入"、"住院收入"项目，应当根据"医疗收入"科目及其所属"门诊收入"、"住院收入"明细科目的本期贷方发生额减去借方发生额后的金额填列。

"门诊收入"项目所属各明细项目的填列金额应按以下公式计算确定：

本期"门诊收入"项目下某具体收入项目（如"挂号收入"）的填列金额＝"医疗收入——门诊收入"一级明细科目本期贷方发生额减去借方发生额后的金额×该一级明细科目所属该具体收入类二级明细科目本期发生额占该一级明细科目所属全部收入类二级明细科目本期发生额总额的比例

本期"住院收入"项目下某具体收入项目（如"床位收入"）的填列金额＝"医疗收入——住院收入"一级明细科目本期贷方发生额减去借方发生额后的金额×该一级明细科目所属该具体收入类二级明细科目本期发生额占该一级明细科目所属全部收入类二级明细科目本期发生额总额的比例

（2）"医疗成本"项目，应当根据"医疗业务成本"科目和"管理费用"科目本期发生额合计填列。

本项目下：

"按性质分类"下各明细项目，应当根据"医疗业务成本"和"管理费用"科目各所属对应一级明细科目本期发生额合计填列。

"按功能分类"下各明细项目，应当根据"医疗业务成本"科目及其所属明细科目、"管理费用"科目的本期发生额分析填列。其中："临床服务成本"指医院临床服务类科室发生的直接成本合计数；"医疗技术成本"指医院医疗技术类科室发生的直接成本合计数；"医疗辅助成本"指医院医疗辅助类科室发生的直接成本合计数。

四、现金流量表编制说明

（一）本表反映医院在某一会计年度内现金流入和流出的信息。

(二）本表所指的现金，是指医院的库存现金以及可以随时用于支付的存款，包括库存现金、可以随时用于支付的银行存款、零余额账户用款额度和其他货币资金。

(三）现金流量表应当按照业务活动产生的现金流量、投资活动产生的现金流量和筹资活动产生的现金流量分别反映。本表所指的现金流量，是指现金的流入和流出。

(四）医院应当采用直接法编制业务活动产生的现金流量。

(五）本表各项目的填列方法：

1. 业务活动产生的现金流量

(1)"开展医疗服务活动收到的现金"项目，反映医院开展医疗活动取得的现金净额。本项目可以根据"库存现金"、"银行存款"、"应收在院病人医疗款"、"应收医疗款"、"预收医疗款"、"医疗收入"等科目的记录分析填列。

(2)"财政基本支出补助收到的现金"项目，反映医院接受财政基本支出补助取得的现金。本项目可以根据"零余额账户用款额度"、"财政补助收入"等科目及其所属明细科目的记录分析填列。

(3)"财政非资本性项目补助收到的现金"项目，

反映医院接受财政除用于购建固定资产、无形资产以外的项目补助取得的现金。本项目可以根据"银行存款"、"零余额账户用款额度"、"财政补助收入"等科目及其所属明细科目的记录分析填列。

(4)"从事科教项目活动收到的除财政补助以外的现金"项目，反映医院从事科研、教学项目活动取得的除财政补助以外的现金。本项目可以根据"库存现金"、"银行存款"、"科教项目收入"等科目的记录分析填列。

(5)"收到的其他与业务活动有关的现金"项目，反映医院收到的除以上项目之外的与业务活动有关的现金。本项目可以根据"库存现金"、"银行存款"、"其他应收款"、"其他收入"等科目的记录分析填列。

(6)"发生人员经费支付的现金"项目，反映医院为开展各项业务活动发生人员经费支付的现金。本项目可以根据"库存现金"、"银行存款"、"医疗业务成本"、"管理费用"、"应付职工薪酬"、"应付福利费"、"应付社会保障费"等科目的记录分析填列。

(7)"购买药品支付的现金"项目，反映医院购买药品而支付的现金。本项目可以根据"库存现金"、"银行存款"、"应付账款"、"应付票据"、"预付账款"、"医疗业务成本"、"库存物资"等科目的记录分析填列。

（8）"购买卫生材料支付的现金"项目，反映医院购买卫生材料支付的现金。本项目可以根据"库存现金"、"银行存款"、"应付账款"、"应付票据"、"预付账款"、"医疗业务成本"、"库存物资"等科目的记录分析填列。

（9）"使用财政非资本性项目补助支付的现金"项目，反映医院使用除用于购建固定资产、无形资产外的财政项目补助资金发生支出所支付的现金。本项目可以根据"银行存款"、"零余额账户用款额度"、"财政项目补助支出"等科目的记录分析填列。

（10）"使用科教项目收入支付的现金"项目，反映医院使用非财政科研、教学项目收入支付的现金；不包括使用非财政科教项目收入购建固定资产、无形资产所支付的现金。使用非财政科教项目收入购建固定资产、无形资产所支付的现金，在"购建固定资产、无形资产支付的现金"项目反映。本项目可以根据"库存现金"、"银行存款"、"科教项目支出"等科目的记录分析填列。

（11）"支付的其他与业务活动有关的现金"项目，反映医院除上述项目之外支付的与业务活动有关的现金。本项目可以根据"库存现金"、"银行存款"、"其他应付款"、"管理费用"、"其他支出"等科目的记录分析填列。

（12）"业务活动产生的现金流量净额"项目，按照"业务活动产生的现金流量"项下"现金流入小计"项目金额减去"现金流出小计"项目金额后的金额填列；如为负数，以"－"号填列。

2. 投资活动产生的现金流量

（1）"收回投资所收到的现金"项目，反映医院出售、转让或者到期收回长期投资而收到的现金；不包括长期投资收回的利润、利息，以及收回的非现金资产。本项目可以根据"库存现金"、"银行存款"、"长期投资"等科目的记录分析填列。

（2）"取得投资收益所收到的现金"项目，反映医院因对外投资而从被投资单位分回利润收到的现金以及取得的现金利息。本项目可以根据"库存现金"、"银行存款"、"其他应收款"、"其他收入——投资收益"等科目的记录分析填列。

（3）"处置固定资产、无形资产收回的现金净额"项目，反映医院处置固定资产和无形资产所取得的现金，减去为处置这些资产而支付的有关费用之后的净额。由于自然灾害所造成的固定资产等长期资产损失而收到的保险赔款收入，也在本项目反映。本项目可以根据"库存现金"、"银行存款"、"固定资产清理"等科目的记录分析填列。

（4）"收到的其他与投资活动有关的现金"项目，反映医院除上述项目之外收到的与投资活动有关的现金。其他现金流入如果金额较大的，应当单列项目反映。本项目可以根据"库存现金"、"银行存款"等有关科目的记录分析填列。

（5）"购建固定资产、无形资产支付的现金"项目，反映医院购买和建造固定资产，取得无形资产所支付的现金；不包括为购建固定资产而发生的借款利息资本化的部分、融资租入固定资产支付的租赁费。借款利息和融资租入固定资产支付的租赁费，在筹资活动产生的现金流量中反映。本项目可以根据"库存现金"、"银行存款"、"固定资产"、"无形资产"、"在建工程"等科目的记录分析填列。

（6）"对外投资支付的现金"项目，反映医院进行对外投资所支付的现金，包括取得长期股权投资和长期债权投资所支付的现金，以及支付的佣金、手续费等附加费用。本项目可以根据"库存现金"、"银行存款"、"长期投资"等科目的记录分析填列。

（7）"上缴处置固定资产、无形资产收回现金净额支付的现金"项目，反映医院将处置固定资产、无形资产所收回的现金净额予以上缴所支付的现金。本项目可以根据"库存现金"、"银行存款"、"应缴款项"等科目的记录分析填列。

(8)"支付的其他与投资活动有关的现金"项目,反映医院除上述项目之外支付的与投资活动有关的现金。如果其他现金流出金额较大的,应当单列项目反映。本项目可以根据"库存现金"、"银行存款"等有关科目的记录分析填列。

(9)"投资活动产生的现金流量净额"项目,按照"投资活动产生的现金流量"项下"现金流入小计"项目金额减去"现金流出小计"项目金额后的金额填列;如为负数,以"一"号填列。

3. 筹资活动产生的现金流量

(1)"取得财政资本性项目补助收到的现金"项目,反映医院接受用于购建固定资产、无形资产的财政项目补助取得的现金。本项目可以根据"银行存款"、"零余额账户用款额度"、"财政补助收入"等科目及其所属明细科目的记录分析填列。

(2)"借款收到的现金"项目,反映医院举借各种短期、长期借款所收到的现金。本项目可以根据"库存现金"、"银行存款"、"短期借款"、"长期借款"等科目的记录分析填列。

（3）"收到的其他与筹资活动有关的现金"项目，反映医院除上述项目之外收到的与筹资活动有关的现金。如果其他现金流入金额较大的，应当单列项目反映。本项目可以根据"库存现金"、"银行存款"等有关科目的记录分析填列。

（4）"偿还借款支付的现金"项目，反映医院偿还债务本金所支付的现金。本项目可以根据"库存现金"、"银行存款"、"短期借款"、"长期借款"等科目的记录分析填列。

（5）"偿付利息支付的现金"项目，反映医院实际支付的借款利息等。本项目可以根据"库存现金"、"银行存款"、"长期借款"、"管理费用"、"预提费用"等科目的记录分析填列。

（6）"支付的其他与筹资活动有关的现金"项目，反映医院除上述项目之外支付的与筹资活动有关的现金，如融资租入固定资产所支付的租赁费。本项目可以根据"库存现金"、"银行存款"、"长期应付款"等有关科目的记录分析填列。

（7）"筹资活动产生的现金流量净额"项目，按照"筹资活动产生的现金流量"项下"现金流入小计"项目金额减去"现金流出小计"项目金额后的金额填列；如为负数，以"—"号填列。

4."汇率变动对现金的影响额"项目,反映医院外币现金流量折算为人民币时,所采用的现金流量发生日的汇率或期初汇率折算的人民币金额与本表"现金净增加额"中外币现金净增加额按期末汇率折算的人民币金额之间的差额。

5."现金净增加额"项目,反映医院本年度现金变动的金额。本项目应当根据本表"业务活动产生的现金流量净额"、"投资活动产生的现金流量净额"、"筹资活动产生的现金流量净额"和"汇率变动对现金的影响额"项目的金额合计填列。

五、财政补助收支情况表编制说明

(一)本表反映医院某一会计年度内财政补助收支及其结转、结余情况。

(二)本表"上年结转"各项目的内容和填列方法:

"上年结转"项目及其所属各明细项目的"结转本年数"栏,反映医院上一年度结转至本年度使用的财政补助结转和结余资金数额。该栏各项目应根据上年度"财政补助收支情况表"中"结转下年"项目及其所属各明细项目的"结转下年数"栏的数字填列。

(三)本表"本年财政补助收入"各项目的内容和

填列方法：

1. "本年财政补助收入"项目及其所属各明细项目的"本年数"栏，反映医院本年度确认的财政补助收入总额、基本支出补助总额、项目支出补助及所属各明细项目支出补助总额。该栏各项目应当根据"财政补助收入"科目及其所属明细科目的本年发生额填列。

2. "本年财政补助收入"项目及其所属各明细项目的"上年数"栏，反映医院上一年度确认的财政补助收入总额、基本支出补助总额、项目支出补助及所属各明细项目支出补助总额。该栏各项目应当根据上一年度"财政补助收支情况表"中"本年财政补助收入"项目及其所属各明细项目的"本年数"栏的数字填列。

（四）本表"本年财政补助支出"各项目的内容和填列方法：

1. "本年财政补助支出"项目及其所属各明细项目的"本年数"栏，反映医院本年度发生的财政补助支出总额、财政补助基本支出总额、财政补助项目支出及其所属各明细项目支出总额。

该栏"本年财政补助支出"项目，应根据该项目所属"基本支出"和"项目支出"两个项目金额的合计数填列。

该栏"基本支出"项目,应当根据"医疗业务成本"、"管理费用"科目下"财政基本补助支出"备查簿登记的本年发生额合计填列。

该栏"项目支出"及其所属各明细项目,应当根据"财政项目补助支出"科目及其所属明细科目的本年发生额填列。

2."本年财政补助支出"项目及其所属各明细项目的"上年数"栏,反映医院上一年度发生的财政补助支出总额、财政补助基本支出总额、财政补助项目支出及其所属各明细项目支出总额。该栏各项目应当根据上一年度"财政补助收支情况表"中"本年财政补助支出"项目及其所属各明细项目的"本年数"栏的数字填列。

(五)本表"财政补助上缴"各项目的内容和填列方法:

1."财政补助上缴"项目的"本年数"栏,反映医院本年度按规定上缴的财政补助结转和结余金额。该项目应根据该项目所属"财政补助结转上缴"和"财政补助结余上缴"两个项目金额的合计数填列。

"财政补助上缴"项目的"上年数"栏,反映医院上一年度按规定上缴的财政补助结转和结余金额。该项目应根据上一年度"财政补助收支情况表"中"财政补助上缴"项目的"本年数"栏的数字填列。

2."财政补助结转上缴"项目的"本年数"栏，反映医院本年度按规定上缴的财政补助结转金额。该项目应根据"财政补助结转（余）——财政补助结转"明细科目的借方发生额分析填列。

"财政补助结转上缴"项目的"上年数"栏，反映医院上一年度按规定上缴的财政补助结转金额。该项目应当根据上一年度"财政补助收支情况表"中"财政补助结转上缴"项目的"本年数"栏的数字填列。

3."财政补助结余上缴"项目的"本年数"栏，反映医院本年度按规定上缴的财政补助结余金额。该项目应根据"财政补助结转（余）——财政补助结余"明细科目的借方发生额填列。

"财政补助结余上缴"项目的"上年数"栏，反映医院上一年度按规定上缴的财政补助结余金额。该项目应当根据上一年度"财政补助收支情况表"中"财政补助结余上缴"项目的"本年数"栏的数字填列。

（六）本表"结转下年"各项目的内容和填列方法：

1."结转下年"项目，反映医院结转至下一年度使用的财政补助结转和结余资金数额。该项目应当根据该项目所属"财政补助结转"和"财政补助结余"两个项目金额的合计数填列。

2. "财政补助结转"项目,反映医院结转至下一年度使用的财政补助结转资金。该项目应当根据"财政补助结转(余)——财政补助结转"明细科目的年末余额填列。

"基本支出结转"项目,反映医院结转至下一年度使用的基本支出财政补助。该项目应当根据"财政补助结转(余)——财政补助结转(基本支出结转)"明细科目的年末余额填列。

"项目支出结转"项目,反映医院结转至下一年度使用的财政补助项目结转资金。该项目应当根据"财政补助结转(余)——财政补助结转(项目支出结转)"明细科目的年末余额填列。本项下所属各明细项目,应当根据"财政补助结转(余)——财政补助结转(项目支出结转)"明细科目所属明细科目的年末余额分析填列。

3. "财政补助结余"项目,反映医院结转至下一年度使用的财政补助项目结余资金。该项目应当根据"财政补助结转(余)——财政补助结余"科目的年末余额填列。

第六部分
成本报表参考格式

编 号	成本报表名称	编制期
成本医 01 表	医院各科室直接成本表	月度、年度
成本医 02 表	医院临床服务类科室全成本表	月度、年度
成本医 03 表	医院临床服务类科室全成本构成分析表	月度、年度

医院各科室直接成本表

成本医01表

编制单位：　　　　　　　　　　　　　　　　　　　____年____月　　　　　　　　　　　　　　　　　单位：元

成本项目 科室名称	人员经费 (1)	卫生材料费 (2)	药品费 (3)	固定资产折旧 (4)	无形资产摊销 (5)	提取医疗风险基金 (6)	其他费用 (7)	合计 (8)＝(1)＋(2)＋(3)＋ (4)＋(5)＋(6)＋(7)
临床服务类科室1								
临床服务类科室2								
…								
小计								
医疗技术类科室1								
医疗技术类科室2								
…								
小计								
医疗辅助类科室1								
医疗辅助类科室2								
…								
小计								

续表

成本项目 科室名称	人员经费(1)	卫生材料费(2)	药品费(3)	固定资产折旧(4)	无形资产摊销(5)	提取医疗风险基金(6)	其他费用(7)	合计 (8)=(1)+(2)+(3)+(4)+(5)+(6)+(7)
医疗业务成本合计								
管理费用								
本月总计								

说明：1. 本表反映管理费用和医疗技术、辅助类科室成本分摊至临床服务类科室成本前各科室直接成本情况。
2. 医疗业务成本合计＝临床服务类科室成本小计＋医疗技术类科室成本小计＋医疗辅助类科室成本小计。
3. 本月总计＝医疗业务成本合计＋管理费用。

医院临床服务类科室全成本表

编制单位：　　　　　　　　　　　_____年 _____月

成本医02表　单位：元

成本项目 科室名称	人员经费 (1)			卫生材料费 (2)			药品费 (3)			固定资产折旧 (4)			无形资产摊销 (5)			提取医疗风险基金 (6)			其他费用 (7)			合计 (8)=(1)+(2)+(3)+(4)+(5)+(6)+(7)		
	直接成本	间接成本	全成本	直接成本	间接成本	全成本	直接成本	间接成本	全成本	直接成本	间接成本	全成本	直接成本	间接成本	全成本	直接成本	间接成本	全成本	直接成本	间接成本	全成本	直接成本	间接成本	全成本
临床服务类科室1																								
临床服务类科室2																								
…																								
科室全成本合计																								

说明：1. 本表反映医院根据《医院财务制度》规定的原则和程序，将管理费用、医疗辅助类科室直接成本、医疗技术类科室直接成本逐步分摊转移到临床服务类科室后，各临床服务类科室的全成本情况。即：临床服务类科室全成本包括科室直接成本和分摊转移的间接成本。

2. 表中的"直接成本"反映科室直接成本分摊前各临床服务类科室发生的直接成本。

3. 表中的"间接成本"反映将管理费用、医疗辅助类科室直接成本、医疗技术类科室直接成本按规定的原则和程序分摊转移至各临床服务类科室的间接成本金额。

医院临床服务类科室全成本构成分析表

成本医03表

编制单位：　　　　　　　　　　　年　　月　　　　　　　单位：元

科室名称 成本项目	内科		...	各临床服务类科室合计	
	金额	％		金额	％
人员经费	（♯♯）			（**）	
卫生材料费					
药品费					
固定资产折旧					
无形资产摊销					
提取医疗风险基金					
其他费用					
科室全成本合计	（100％）			（100％）	
科室收入					
收入－成本					
床日成本					
诊次成本					

说明：本表用于对医院临床服务类科室全成本要素及其结构进行分析与监测。"♯♯"为某一临床服务类科室不同成本项目的构成比，用于分析各临床服务类科室的成本结构，确定各科室内部成本管理的重点成本项目。科室全成本包括临床服务类科室直接成本和分摊转移的间接成本。

例：人员经费％（♯♯）＝（某一临床服务类科室人员经费金额／该科室全成本合计）×100％

人员经费金额合计（**）＝各临床服务类科室人员经费之和

人员经费合计％＝（各临床服务类科室人员经费之和／各临床服务类科室全成本合计）×100％

诊次和床日成本核算是以诊次、床日为核算对象，将科室成本进一步分摊到门急诊人次、住院床日中，计算出诊次成本、床日成本。

附录

相关法规及规范性文件

中华人民共和国会计法

1999年10月31日 中华人民共和国主席令第24号

（1985年1月21日第六届全国人民代表大会常务委员会第九次会议通过，根据1993年12月29日第八届全国人民代表大会常务委员会第五次会议《关于修改〈中华人民共和国会计法〉的决定》修正 1999年10月31日第九届全国人民代表大会常务委员会第十二次会议修订）

第一章 总 则

第一条 为了规范会计行为，保证会计资料真实、完整，加强经济管理和财务管理，提高经济效益，维护社会主义市场经济秩序，制定本法。

第二条 国家机关、社会团体、公司、企业、事业单位和其他组织（以下统称单位）必须依照本法办理会计事务。

第三条 各单位必须依法设置会计账簿，并保证其真实、完整。

第四条 单位负责人对本单位的会计工作和会计资料的真

实性、完整性负责。

第五条 会计机构、会计人员依照本法规定进行会计核算，实行会计监督。

任何单位或者个人不得以任何方式授意、指使、强令会计机构、会计人员伪造、变造会计凭证、会计账簿和其他会计资料，提供虚假财务会计报告。

任何单位或者个人不得对依法履行职责、抵制违反本法规定行为的会计人员实行打击报复。

第六条 对认真执行本法，忠于职守，坚持原则，作出显著成绩的会计人员，给予精神的或者物质的奖励。

第七条 国务院财政部门主管全国的会计工作。

县级以上地方各级人民政府财政部门管理本行政区域内的会计工作。

第八条 国家实行统一的会计制度。国家统一的会计制度由国务院财政部门根据本法制定并公布。

国务院有关部门可以依照本法和国家统一的会计制度制定对会计核算和会计监督有特殊要求的行业实施国家统一的会计制度的具体办法或者补充规定，报国务院财政部门审核批准。

中国人民解放军总后勤部可以依照本法和国家统一的会计制度制定军队实施国家统一的会计制度的具体办法，报国务院财政部门备案。

第二章 会 计 核 算

第九条 各单位必须根据实际发生的经济业务事项进行会

计核算,填制会计凭证,登记会计账簿,编制财务会计报告。

任何单位不得以虚假的经济业务事项或者资料进行会计核算。

第十条 下列经济业务事项,应当办理会计手续,进行会计核算:

(一)款项和有价证券的收付;

(二)财物的收发、增减和使用;

(三)债权债务的发生和结算;

(四)资本、基金的增减;

(五)收入、支出、费用、成本的计算;

(六)财务成果的计算和处理;

(七)需要办理会计手续、进行会计核算的其他事项。

第十一条 会计年度自公历1月1日起至12月31日止。

第十二条 会计核算以人民币为记账本位币。

业务收支以人民币以外的货币为主的单位,可以选定其中一种货币作为记账本位币,但是编报的财务会计报告应当折算为人民币。

第十三条 会计凭证、会计账簿、财务会计报告和其他会计资料,必须符合国家统一的会计制度的规定。

使用电子计算机进行会计核算的,其软件及其生成的会计凭证、会计账簿、财务会计报告和其他会计资料,也必须符合国家统一的会计制度的规定。

任何单位和个人不得伪造、变造会计凭证、会计账簿及其他会计资料,不得提供虚假的财务会计报告。

第十四条 会计凭证包括原始凭证和记账凭证。

办理本法第十条所列的经济业务事项,必须填制或者取得原始凭证并及时送交会计机构。

会计机构、会计人员必须按照国家统一的会计制度的规定对原始凭证进行审核,对不真实、不合法的原始凭证有权不予接受,并向单位负责人报告;对记载不准确、不完整的原始凭证予以退回,并要求按照国家统一的会计制度的规定更正、补充。

原始凭证记载的各项内容均不得涂改;原始凭证有错误的,应当由出具单位重开或者更正,更正处应当加盖出具单位印章。原始凭证金额有错误的,应当由出具单位重开,不得在原始凭证上更正。

记账凭证应当根据经过审核的原始凭证及有关资料编制。

第十五条 会计账簿登记,必须以经过审核的会计凭证为依据,并符合有关法律、行政法规和国家统一的会计制度的规定。会计账簿包括总账、明细账、日记账和其他辅助性账簿。

会计账簿应当按照连续编号的页码顺序登记。会计账簿记录发生错误或者隔页、缺号、跳行的,应当按照国家统一的会计制度规定的方法更正,并由会计人员和会计机构负责人(会计主管人员)在更正处盖章。

使用电子计算机进行会计核算的,其会计账簿的登记、更正,应当符合国家统一的会计制度的规定。

第十六条 各单位发生的各项经济业务事项应当在依法设置的会计账簿上统一登记、核算,不得违反本法和国家统一的会计制度的规定私设会计账簿登记、核算。

第十七条　各单位应当定期将会计账簿记录与实物、款项及有关资料相互核对，保证会计账簿记录与实物及款项的实有数额相符、会计账簿记录与会计凭证的有关内容相符、会计账簿之间相对应的记录相符、会计账簿记录与会计报表的有关内容相符。

第十八条　各单位采用的会计处理方法，前后各期应当一致，不得随意变更；确有必要变更的，应当按照国家统一的会计制度的规定变更，并将变更的原因、情况及影响在财务会计报告中说明。

第十九条　单位提供的担保、未决诉讼等或有事项，应当按照国家统一的会计制度的规定，在财务会计报告中予以说明。

第二十条　财务会计报告应当根据经过审核的会计账簿记录和有关资料编制，并符合本法和国家统一的会计制度关于财务会计报告的编制要求、提供对象和提供期限的规定；其他法律、行政法规另有规定的，从其规定。

财务会计报告由会计报表、会计报表附注和财务情况说明书组成。向不同的会计资料使用者提供的财务会计报告，其编制依据应当一致。有关法律、行政法规规定会计报表、会计报表附注和财务情况说明书须经注册会计师审计的，注册会计师及其所在的会计师事务所出具的审计报告应当随同财务会计报告一并提供。

第二十一条　财务会计报告应当由单位负责人和主管会计

工作的负责人、会计机构负责人（会计主管人员）签名并盖章；设置总会计师的单位，还须由总会计师签名并盖章。

单位负责人应当保证财务会计报告真实、完整。

第二十二条　会计记录的文字应当使用中文。在民族自治地方，会计记录可以同时使用当地通用的一种民族文字。在中华人民共和国境内的外商投资企业、外国企业和其他外国组织的会计记录可以同时使用一种外国文字。

第二十三条　各单位对会计凭证、会计账簿、财务会计报告和其他会计资料应当建立档案，妥善保管。会计档案的保管期限和销毁办法，由国务院财政部门会同有关部门制定。

第三章　公司、企业会计核算的特别规定

第二十四条　公司、企业进行会计核算，除应当遵守本法第二章的规定外，还应当遵守本章规定。

第二十五条　公司、企业必须根据实际发生的经济业务事项，按照国家统一的会计制度的规定确认、计量和记录资产、负债、所有者权益、收入、费用、成本和利润。

第二十六条　公司、企业进行会计核算不得有下列行为：

（一）随意改变资产、负债、所有者权益的确认标准或者计量方法，虚列、多列、不列或者少列资产、负债、所有者权益；

（二）虚列或者隐瞒收入，推迟或者提前确认收入；

（三）随意改变费用、成本的确认标准或者计量方法，虚列、多列、不列或者少列费用、成本；

（四）随意调整利润的计算、分配方法，编造虚假利润或者隐瞒利润；

（五）违反国家统一的会计制度规定的其他行为。

第四章　会 计 监 督

第二十七条　各单位应当建立、健全本单位内部会计监督制度。单位内部会计监督制度应当符合下列要求：

（一）记账人员与经济业务事项和会计事项的审批人员、经办人员、财物保管人员的职责权限应当明确，并相互分离、相互制约；

（二）重大对外投资、资产处置、资金调度和其他重要经济业务事项的决策和执行的相互监督、相互制约程序应当明确；

（三）财产清查的范围、期限和组织程序应当明确；

（四）对会计资料定期进行内部审计的办法和程序应当明确。

第二十八条　单位负责人应当保证会计机构、会计人员依法履行职责，不得授意、指使、强令会计机构、会计人员违法办理会计事项。

会计机构、会计人员对违反本法和国家统一的会计制度规定的会计事项，有权拒绝办理或者按照职权予以纠正。

第二十九条　会计机构、会计人员发现会计账簿记录与实物、款项及有关资料不相符的，按照国家统一的会计制度的规定有权自行处理的，应当及时处理；无权处理的，应当立即向单位负责人报告，请求查明原因，作出处理。

第三十条　任何单位和个人对违反本法和国家统一的会计制度规定的行为，有权检举。收到检举的部门有权处理的，应当依法按照职责分工及时处理；无权处理的，应当及时移送有权处理的部门处理。收到检举的部门、负责处理的部门应当为检举人保密，不得将检举人姓名和检举材料转给被检举单位和被检举人个人。

第三十一条　有关法律、行政法规规定，须经注册会计师进行审计的单位，应当向受委托的会计师事务所如实提供会计凭证、会计账簿、财务会计报告和其他会计资料以及有关情况。

任何单位或者个人不得以任何方式要求或者示意注册会计师及其所在的会计师事务所出具不实或者不当的审计报告。

财政部门有权对会计师事务所出具审计报告的程序和内容进行监督。

第三十二条　财政部门对各单位的下列情况实施监督：

（一）是否依法设置会计账簿；

（二）会计凭证、会计账簿、财务会计报告和其他会计资料是否真实、完整；

（三）会计核算是否符合本法和国家统一的会计制度的

规定；

（四）从事会计工作的人员是否具备从业资格。

在对前款第（二）项所列事项实施监督，发现重大违法嫌疑时，国务院财政部门及其派出机构可以向与被监督单位有经济业务往来的单位和被监督单位开立账户的金融机构查询有关情况，有关单位和金融机构应当给予支持。

第三十三条 财政、审计、税务、人民银行、证券监管、保险监管等部门应当依照有关法律、行政法规规定的职责，对有关单位的会计资料实施监督检查。

前款所列监督检查部门对有关单位的会计资料依法实施监督检查后，应当出具检查结论。有关监督检查部门已经作出的检查结论能够满足其他监督检查部门履行本部门职责需要的，其他监督检查部门应当加以利用，避免重复查账。

第三十四条 依法对有关单位的会计资料实施监督检查的部门及其工作人员对在监督检查中知悉的国家秘密和商业秘密负有保密义务。

第三十五条 各单位必须依照有关法律、行政法规的规定，接受有关监督检查部门依法实施的监督检查，如实提供会计凭证、会计账簿、财务会计报告和其他会计资料以及有关情况，不得拒绝、隐匿、谎报。

第五章　会计机构和会计人员

第三十六条 各单位应当根据会计业务的需要，设置会计机构，或者在有关机构中设置会计人员并指定会计主管人员；不具备设置条件的，应当委托经批准设立从事会计代理记账业务的中介机构代理记账。

国有的和国有资产占控股地位或者主导地位的大、中型企业必须设置总会计师。总会计师的任职资格、任免程序、职责权限由国务院规定。

第三十七条 会计机构内部应当建立稽核制度。

出纳人员不得兼任稽核、会计档案保管和收入、支出、费用、债权债务账目的登记工作。

第三十八条 从事会计工作的人员，必须取得会计从业资格证书。

担任单位会计机构负责人（会计主管人员）的，除取得会计从业资格证书外，还应当具备会计师以上专业技术职务资格或者从事会计工作三年以上经历。

会计人员从业资格管理办法由国务院财政部门规定。

第三十九条 会计人员应当遵守职业道德，提高业务素质。对会计人员的教育和培训工作应当加强。

第四十条 因有提供虚假财务会计报告，做假账，隐匿或者故意销毁会计凭证、会计账簿、财务会计报告，贪污，挪用公款，职务侵占等与会计职务有关的违法行为被依法追究刑事责任的人员，不得取得或者重新取得会计从业资格证书。

除前款规定的人员外，因违法违纪行为被吊销会计从业资格证书的人员，自被吊销会计从业资格证书之日起五年内，不得重新取得会计从业资格证书。

第四十一条 会计人员调动工作或者离职,必须与接管人员办清交接手续。

一般会计人员办理交接手续,由会计机构负责人(会计主管人员)监交;会计机构负责人(会计主管人员)办理交接手续,由单位负责人监交,必要时主管单位可以派人会同监交。

第六章 法 律 责 任

第四十二条 违反本法规定,有下列行为之一的,由县级以上人民政府财政部门责令限期改正,可以对单位并处三千元以上五万元以下的罚款;对其直接负责的主管人员和其他直接责任人员,可以处二千元以上二万元以下的罚款;属于国家工作人员的,还应当由其所在单位或者有关单位依法给予行政处分:

(一)不依法设置会计账簿的;

(二)私设会计账簿的;

(三)未按照规定填制、取得原始凭证或者填制、取得的原始凭证不符合规定的;

(四)以未经审核的会计凭证为依据登记会计账簿或者登记会计账簿不符合规定的;

(五)随意变更会计处理方法的;

(六)向不同的会计资料使用者提供的财务会计报告编制依据不一致的;

（七）未按照规定使用会计记录文字或者记账本位币的；

（八）未按照规定保管会计资料，致使会计资料毁损、灭失的；

（九）未按照规定建立并实施单位内部会计监督制度或者拒绝依法实施的监督或者不如实提供有关会计资料及有关情况的；

（十）任用会计人员不符合本法规定的。

有前款所列行为之一，构成犯罪的，依法追究刑事责任。

会计人员有第一款所列行为之一，情节严重的，由县级以上人民政府财政部门吊销会计从业资格证书。

有关法律对第一款所列行为的处罚另有规定的，依照有关法律的规定办理。

第四十三条 伪造、变造会计凭证、会计账簿，编制虚假财务会计报告，构成犯罪的，依法追究刑事责任。

有前款行为，尚不构成犯罪的，由县级以上人民政府财政部门予以通报，可以对单位并处五千元以上十万元以下的罚款；对其直接负责的主管人员和其他直接责任人员，可以处三千元以上五万元以下的罚款；属于国家工作人员的，还应当由其所在单位或者有关单位依法给予撤职直至开除的行政处分；对其中的会计人员，并由县级以上人民政府财政部门吊销会计从业资格证书。

第四十四条 隐匿或者故意销毁依法应当保存的会计凭证、会计账簿、财务会计报告，构成犯罪的，依法追究刑事责任。

有前款行为，尚不构成犯罪的，由县级以上人民政府财政部门予以通报，可以对单位并处五千元以上十万元以下的罚款；对其直接负责的主管人员和其他直接责任人员，可以处三千元以上五万元以下的罚款；属于国家工作人员的，还应当由其所在单位或者有关单位依法给予撤职直至开除的行政处分；对其中的会计人员，并由县级以上人民政府财政部门吊销会计从业资格证书。

第四十五条 授意、指使、强令会计机构、会计人员及其他人员伪造、变造会计凭证、会计账簿，编制虚假财务会计报告或者隐匿、故意销毁依法应当保存的会计凭证、会计账簿、财务会计报告，构成犯罪的，依法追究刑事责任；尚不构成犯罪的，可以处五千元以上五万元以下的罚款；属于国家工作人员的，还应当由其所在单位或者有关单位依法给予降级、撤职、开除的行政处分。

第四十六条 单位负责人对依法履行职责、抵制违反本法规定行为的会计人员以降级、撤职、调离工作岗位、解聘或者开除等方式实行打击报复，构成犯罪的，依法追究刑事责任；尚不构成犯罪的，由其所在单位或者有关单位依法给予行政处分。对受打击报复的会计人员，应当恢复其名誉和原有职务、级别。

第四十七条 财政部门及有关行政部门的工作人员在实施监督管理中滥用职权、玩忽职守、徇私舞弊或者泄露国家秘密、商业秘密，构成犯罪的，依法追究刑事责任；尚不构成犯罪的，依法给予行政处分。

第四十八条 违反本法第三十条规定，将检举人姓名和检举材料转给被检举单位和被检举人个人的，由所在单位或者有关单位依法给予行政处分。

第四十九条 违反本法规定，同时违反其他法律规定的，由有关部门在各自职权范围内依法进行处罚。

第七章 附　　则

第五十条 本法下列用语的含义：

单位负责人，是指单位法定代表人或者法律、行政法规规定代表单位行使职权的主要负责人。

国家统一的会计制度，是指国务院财政部门根据本法制定的关于会计核算、会计监督、会计机构和会计人员以及会计工作管理的制度。

第五十一条 个体工商户会计管理的具体办法，由国务院财政部门根据本法的原则另行规定。

第五十二条 本法自2000年7月1日起施行。

会计基础工作规范

1996年6月17日　财会字〔1996〕19号

第一章　总　　则

第一条　为了加强会计基础工作，建立规范的会计工作秩序，提高会计工作水平，根据《中华人民共和国会计法》的有关规定，制定本规范。

第二条　国家机关、社会团体、企业、事业单位、个体工商户和其他组织的会计基础工作，应当符合本规范的规定。

第三条　各单位应当依据有关法律、法规和本规范的规定，加强会计基础工作，严格执行会计法规制度，保证会计工作依法有序地进行。

第四条　单位领导人对本单位的会计基础工作负有领导责任。

第五条　各省、自治区、直辖市财政厅（局）要加强对会计基础工作的管理和指导,通过政策引导、经验交流、监督检查等措施,促进基层单位加强会计基础工作,不断提高会计工作水平。

国务院各业务主管部门根据职责权限管理本部门的会计基础工作。

第二章 会计机构和会计人员

第一节 会计机构设置和会计人员配备

第六条 各单位应当根据会计业务的需要设置会计机构;不具备单独设置会计机构条件的,应当在有关机构中配备专职会计人员。

事业行政单位会计机构的设置和会计人员的配备,应当符合国家统一事业行政单位会计制度的规定。设置会计机构,应当配备会计机构负责人;在有关机构中配备专职会计人员,应当在专职会计人员中指定会计主管人员。

会计机构负责人、会计主管人员的任免,应当符合《中华人民共和国会计法》和有关法律的规定。

第七条 会计机构负责人、会计主管人员应当具备下列基本条件:

(一) 坚持原则,廉洁奉公;

(二) 具有会计专业技术资格;

（三）主管一个单位或者单位内一个重要方面的财务会计工作时间不少于两年；

（四）熟悉国家财经法律、法规、规章和方针、政策，掌握本行业业务管理的有关知识；

（五）有较强的组织能力；

（六）身体状况能够适应本职工作的要求。

第八条 没有设置会计机构和配备会计人员的单位，应当根据《代理记账管理暂行办法》委托会计师事务所或者持有代理记账许可证书的其他代理记账机构进行代理记账。

第九条 大、中型企业、事业单位、业务主管部门应当根据法律和国家有关规定设置总会计师。总会计师由具有会计师以上专业技术资格的人员担任。

总会计师行使《总会计师条例》规定的职责、权限。

总会计师的任命（聘任）、免职（解聘）依照《总会计师条例》和有关法律的规定办理。

第十条 各单位应当根据会计业务需要配备持有会计证的会计人员。未取得会计证的人员，不得从事会计工作。

第十一条 各单位应当根据会计业务需要设置会计工作岗位。

会计工作岗位上一般可分为：会计机构负责人或者会计主管人员，出纳，财产物资核算，工资核算，成本费用核算；财务成果核算，资金核算，往来结算，总账报表，稽核，档案管理等。开展会计电算化和管理会计的单位，可以根据需要设置相应工作岗位，也可以与其他工作岗位相结合。

第十二条　会计工作岗位，可以一人一岗、一人多岗或者一岗多人。但出纳人员不得兼管审核、会计档案保管和收入、费用、债权债务账目的登记工作。

第十三条　会计人员的工作岗位应当有计划地进行轮换。

第十四条　会计人员应当具备必要的专业知识和专业技能，熟悉国家有关法律、法规、规章和国家统一会计制度，遵守职业道德。会计人员应当按照国家有关规定参加会计业务的培训。各单位应当合理安排会计人员的培训，保证会计人员每年有一定时间用于学习和参加培训。

第十五条　各单位领导人应当支持会计机构、会计人员依法行使职权；对忠于职守，坚持原则，做出显著成绩的会计机构、会计人员，应当给予精神的和物质的奖励。

第十六条　国家机关、国有企业、事业单位任用会计人员应当实行回避制度。

单位领导人的直系亲属不得担任本单位的会计机构负责人、会计主管人员。会计机构负责人，会计主管人员的直系亲属不得在本单位会计机构中担任出纳工作。

需要回避的直系亲属为：夫妻关系、直系血亲关系、三代以内旁系血亲以及配偶亲关系。

第二节　会计人员职业道德

第十七条　会计人员在会计工作中应当遵守职业道德，树立良好的职业品质、严谨的工作作风，严守工作纪律，努力提高工作效率和工作质量。

第十八条 会计人员应当热爱本职工作，努力钻研业务，使自己的知识和技能适应所从事工作的要求。

第十九条 会计人员应当熟悉财经法律、法规、规章和国家统一会计制度，并结合会计工作进行广泛宣传。

第二十条 会计人员应当按照会计法律、法规和国家统一会计制度规定的程序和要求进行会计工作，保证所提供的会计信息合法、真实、准确、及时、完整。

第二十一条 会计人员办理会计事务应当实事求是、客观公正。

第二十二条 会计人员应当熟悉本单位的生产经营和业务管理情况，运用掌握的会计信息和会计方法，为改善单位内部管理、提高经济效益服务。

第二十三条 会计人员应当保守本单位的商业秘密。除法律规定和单位领导人同意外，不能私自向外界提供或者泄露单位的会计信息。

第二十四条 财政部门、业务主管部门和各单位应当定期检查会计人员遵守职业道德的情况，并作为会计人员晋升、晋级、聘任专业职务、表彰奖励的重要考核依据。

会计人员违反职业道德的，由所在单位进行处罚；情节严重的，由会计证发证机关吊销其会计证。

第三节　会计工作交接

第二十五条 会计人员工作调动或者因故离职，必须将本人所经管的会计工作全部移交给接替人员。没有办清交接手续的，不得调动或者离职。

第二十六条 接替人员应当认真接管移交工作，并继续办理移交的未了事项。

第二十七条 会计人员办理移交手续前，必须及时做好以下工作：

（一）已经受理的经济业务尚未填制会计凭证的，应当填制完毕。

（二）尚未登记的账目，应当登记完毕，并在最后一笔余额后加盖经办人员印章。

（三）整理应该移交的各项资料，对未了事项写出书面材料。

（四）编制移交清册，列明应当移交的会计凭证、会计账簿、会计报表、印章、现金、有价证券、支票簿、发票、文件、其他会计资料和物品等内容；实行会计电算化的单位，从事该项工作的移交人员还应当在移交清册中列明会计软件及密码、会计软件数据磁盘（磁带等）及有关资料、实物等内容。

第二十八条 会计人员办理交接手续，必须有监交人负责监交。一般会计人员交接，由单位会计机构负责人、会计主管人员负责监交；会计机构负责人、会计主管人员交接，由单位领导人负责监交，必要时可由上级主管部门派人会同监交。

第二十九条 移交人员在办理移交时，要按移交清册逐项移交；接替人员要逐项核对点收。

（一）现金、有价证券要根据会计账簿有关记录进行点交。

库存现金、有价证券必须与会计账簿记录保持一致。不一致时，移交人员必须限期查清。

（二）会计凭证、会计账簿、会计报表和其他会计资料必须完整无缺。如有短缺，必须查清原因，并在移交清册中注明，由移交人员负责。

（三）银行存款账户余额要与银行对账单核对，如不一致，应当编制银行存款余额调节表调节相符，各种财产物资和债权债务的明细账户余额要与总账有关账户余额核对相符；必要时，要抽查个别账户的余额，与实物核对相符，或者与往来单位、个人核对清楚。

（四）移交人员经管的票据、印章和其他实物等，必须交接清楚；移交人员从事会计电算化工作的，要对有关电子数据在实际操作状态下进行交接。

第三十条 会计机构负责人、会计主管人员移交时，还必须将全部财务会计工作、重大财务收支和会计人员的情况等，向接替人员详细介绍。对需要移交的遗留问题，应当写出书面材料。

第三十一条 交接完毕后，交接双方和监交人员要在移交清册上签名或者盖章，并应在移交清册上注明：单位名称，交接日期，交接双方和监交人员的职务、姓名，移交清册页数以及需要说明的问题和意见等。

移交清册一般应当填制一式三份，交接双方各执一份，存档一份。

第三十二条 接替人员应当继续使用移交的会计账簿，不得自行另立新账，以保持会计记录的连续性。

第三十三条 会计人员临时离职或者因病不能工作且需要接替或者代理的，会计机构负责人、会计主管人员或者单位领导人必须指定有关人员接替或者代理，并办理交接手续。

临时离职或者因病不能工作的会计人员恢复工作的，应当与接替或者代理人员办理交接手续。移交人员因病或者其他特殊原因不能亲自办理移交的，经单位领导人批准，可由移交人员委托他人代办移交，但委托人应当承担本规范第三十五条规定的责任。

第三十四条 单位撤销时，必须留有必要的会计人员，会同有关人员办理清理工作，编制决算。未移交前，不得离职。接收单位和移交日期由主管部门确定。

单位合并、分立的，其会计工作交接手续比照上述有关规定办理。

第三十五条 移交人员对所移交的会计凭证、会计账簿、会计报表和其他有关资料的合法性、真实性承担法律责任。

第三章 会计核算

第一节 会计核算一般要求

第三十六条 各单位应当按照《中华人民共和国会计法》和国家统一会计制度的规定建立会计账册，进行会计核算，及时提供合法、真实、准确、完整的会计信息。

第三十七条 各单位发生的下列事项，应当及时办理会计手续、进行会计核算：

（一）款项和有价证券的收付；

（二）财物的收发、增减和使用；

（三）债权债务的发生和结算；

（四）资本、基金的增减；

（五）收入、支出、费用、成本的计算；

（六）财务成果的计算和处理；

（七）其他需要办理会计手续、进行会计核算的事项。

第三十八条 各单位的会计核算应当以实际发生的经济业务为依据，按照规定的会计处理方法进行，保证会计指标的口径一致、相互可比和会计处理方法的前后各期相一致。

第三十九条 会计年度自公历1月1日起至12月31日止。

第四十条 会计核算以人民币为记账本位币。

收支业务以外国货币为主的单位，也可以选定某种外国货币作为记账本位币，但是编制的会计报表应当折算为人民币反映。

境外单位向国内有关部门编报的会计报表，应当折算为人民币反映。

第四十一条 各单位根据国家统一会计制度的要求，在不影响会计核算要求、会计报表指标汇总和对外统一会计报表的前提下，可以根据实际情况自行设置和使用会计科目。

事业行政单位会计科目的设置和使用，应当符合国家统一事业行政单位会计制度的规定。

第四十二条 会计凭证、会计账簿、会计报表和其他会计资料的内容和要求必须符合国家统一会计制度的规定，不得伪造、变造会计凭证和会计账簿，不得设置账外账，不得报送虚假会计报表。

第四十三条 各单位对外报送的会计报表格式由财政部统一规定。

第四十四条 实行会计电算化的单位，对使用的会计软件及其生成的会计凭证、会计账簿。会计报表和其他会计资料的要求，应当符合财政部关于会计电算化的有关规定。

第四十五条 各单位的会计凭证、会计账簿、会计报表和其他会计资料，应当建立档案，妥善保管。会计档案建档要求、保管期限、销毁办法等依据《会计档案管理办法》的规定进行。

实行会计电算化的单位，有关电子数据、会计软件资料等应当作为会计档案进行管理。

第四十六条 会计记录的文字应当使用中文，少数民族自治地区可以同时使用少数民族文字。中国境内的外商投资企业、外国企业和其他外国经济组织也可以同时使用某种外国文字。

第二节 填制会计凭证

第四十七条 各单位办理本规范第三十七条规定的事项，

必须取得或者填制原始凭证，并及时送交会计机构。

第四十八条 原始凭证的基本要求是：

（一）原始凭证的内容必须具备：凭证的名称；填制凭证的日期；填制凭证单位名称或者填制人姓名；经办人员的签名或者盖章；接受凭证单位名称；经济业务内容；数量、单价和金额。

（二）从外单位取得的原始凭证，必须盖有填制单位的公章；从个人取得的原始凭证，必须有填制人员的签名或者盖章。自制原始凭证必须有经办单位领导人或者其指定的人员签名或者盖章。对外开出的原始凭证，必须加盖本单位公章。

（三）凡填有大写和小写金额的原始凭证，大写与小写金额必须相符。购买实物的原始凭证，必须有验收证明。支付款项的原始凭证，必须有收款单位和收款人的收款证明。

（四）一式几联的原始凭证，应当注明各联的用途，只能以一联作为报销凭证。

一式几联的发票和收据，必须用双面复写纸（发票和收据本身具备复写纸功能的除外）套写，并连续编号。作废时应当加盖"作废"戳记，连同存根一起保存，不得撕毁。

（五）发生销货退回的，除填制退货发票外，还必须有退货验收证明；退款时，必须取得对方的收款收据或者汇款银行的凭证，不得以退货发票代替收据。

（六）职工公出借款凭据，必须附在记账凭证之后。收回借款时，应当另开收据或者退还借据副本，不得退还原借款收据。

（七）经上级有关部门批准的经济业务，应当将批准文件作为原始凭证附件；如果批准文件需要单独归档的，应当在凭证上注明批准机关名称、日期和文件字号。

第四十九条 原始凭证不得涂改、挖补。发现原始凭证有错误的，应当由开出单位重开或者更正，更正处应当加盖开出单位的公章。

第五十条 会计机构、会计人员要根据审核无误的原始凭证填制记账凭证。

记账凭证可以分为收款凭证、付款凭证和转账凭证，也可以使用通用记账凭证。

第五十一条 记账凭证的基本要求是：

（一）记账凭证的内容必须具备：填制凭证的日期；凭证编号；经济业务摘要；会计科目；金额；所附原始凭证张数；填制凭证人员、稽核人员、记账人员、会计机构负责人、会计主管人员签名或者盖章。收款和付款记账凭证还应当由出纳人员签名或者盖章。

以自制的原始凭证或者原始凭证汇总表代替记账凭证的，也必须具备记账凭证应有的项目。

（二）填制记账凭证时，应当对记账凭证进行连续编号。一笔经济业务需要填制两张以上记账凭证的，可以采用分数编号法编号。

（三）记账凭证可以根据每一张原始凭证填制，或者根据若干张同类原始凭证汇总填制，也可以根据原始凭证汇总表填制。但不得将不同内容和类别的原始凭证汇总填制在一张记账凭证上。

（四）除结账和更正错误的记账凭证可以不附原始凭证外，其他记账凭证必须附有原始凭证。如果一张原始凭证涉及几张记账凭证，可以把原始凭证附在一张主要的记账凭证后面，并在其他记账凭证上注明附有该原始凭证的记账凭证的编号或者附原始凭证复印件。一张原始凭证所列支出需要几个单位共同负担的，应当将其他单位负担的部分，开给对方原始凭证分割单，进行结算。原始凭证分割单必须具备原始凭证的基本内容：凭证名称、填制凭证日期、填制凭证单位名称或者填制人姓名、经办人的签名或者盖章、接受凭证单位名称、经济业务内容、数量、单价、金额和费用分摊情况等。

（五）如果在填制记账凭证时发生错误，应当重新填制。

已经登记入账的记账凭证，在当年内发现填写错误时，可以用红字填写一张与原内容相同的记账凭证，在摘要栏注明"注销某月某日某号凭证"字样，同时再用蓝字重新填制一张正确的记账凭证，注明"订正某月某日某号凭证"字样。如果会计科目没有错误，只是金额错误，也可以将正确数字与错误数字之间的差额，另编一张调整的记账凭证，调增金额用蓝字，调减金额用红字。发现以前年度记账凭证有错误的，应当用蓝字填制一张更正的记账凭证。

（六）记账凭证填制完经济业务事项后，如有空行，应当自金额栏最后一笔金额数字下的空行处至合计数上的空行处划线注销。

第五十二条 填制会计凭证，字迹必须清晰、工整，并符合下列要求：

（一）阿拉伯数字应当一个一个地写，不得连笔写。阿拉伯金额数字前面应当书写货币币种符号或者货币名称简写和币种符号。币种符号与阿拉伯金额数字之间不得留有空白。凡阿拉伯数字前写有币种符号的，数字后面不再写货币单位。

（二）所有以元为单位（其他货币种类为货币基本单位，下同）的阿拉伯数字，除表示单价等情况外，一律填写到角分；元角分的，角位和分位可写"00"，或者符号"—"；有角无分的，分位应当写"0"，不得用符号"—"代替。

（三）汉字大写数字金额如零、壹、贰、叁、肆、伍、陆、柒、捌、玖、拾、佰、仟、万、亿等，一律用正楷或者行书体书写，不得用〇、一、二、三、四、五、六、七、八、九、十等简化字代替，不得任意自造简化字。大写金额数字到元或者角为止的，在"元"或者"角"字之后应当写"整"字或者"正"字；大写金额数字有分的，分字后面不写"整"或者"正"字。

（四）大写金额数字前未印有货币名称的，应当加填货币名称，货币名称与金额数字之间不得留有空白。

（五）阿拉伯金额数字中间有"0"时，汉字大写金额要写"零"字；阿拉伯数字金额中间连续有几个"0"时，汉字大写金额中可以只写一个"零"字；阿拉伯金额数字元位是"0"，或者数字中间连续有几个"0"、元位也是"0"但角位不是"0"时，汉字大写金额可以只写一个"零"字，也可以不写"零"字。

第五十三条 实行会计电算化的单位，对于机制记账凭证，要认真审核，做到会计科目使用正确，数字准确无误。打印出的机制记账凭证要加盖制单人员、审核人员、记账人员及会计机构负责人、会计主管人员印章或者签字。

第五十四条 各单位会计凭证的传递程序应当科学、合理，具体办法由各单位根据会计业务需要自行规定。

第五十五条 会计机构、会计人员要妥善保管会计凭证。

（一）会计凭证应当及时传递，不得积压。

（二）会计凭证登记完毕后，应当按照分类和编号顺序保管，不得散乱丢失。

（三）记账凭证应当连同所附的原始凭证或者原始凭证汇总表，按照编号顺序，折叠整齐，按期装订成册，并加具封面，注明单位名称、年度、月份和起讫日期、凭证种类、起讫号码，由装订人在装订线封签外签名或者盖章。

对于数量过多的原始凭证，可以单独装订保管，在封面上注明记账凭证日期、编号、种类，同时在记账凭证上注明"附件另订"和原始凭证名称及编号。

各种经济合同、存出保证金收据以及涉外文件等重要原始凭证，应当另编目录，单独登记保管，并在有关的记账凭证和原始凭证上相互注明日期和编号。

（四）原始凭证不得外借，其他单位如因特殊原因需要使用原始凭证时，经本单位会计机构负责人、会计主管人员批准，可以复制。向外单位提供的原始凭证复制件，应当在专设的登记簿上登记，并由提供人员和收取人员共同签名或者盖章。

（五）从外单位取得的原始凭证如有遗失，应当取得原开出单位盖有公章的证明，并注明原来凭证的号码、金额和内容等，由经办单位会计机构负责人、会计主管人员和单位领导人批准后，才能代作原始凭证。如果确实无法取得证明的，如火车、轮船、飞机票等凭证，由当事人写出详细情况，由经办单位会计机构负责人、会计主管人员和单位领导人批准后，代作原始凭证。

第三节　登记会计账簿

第五十六条　各单位应当按照国家统一会计制度的规定和会计业务的需要设置会计账簿．会计账簿包括总账、明细账、日记账和其他辅助性账簿。

第五十七条　现金日记账和银行存款日记账必须采用订本式账簿。不得用银行对账单或者其他方法代替日记账。

第五十八条　实行会计电算化的单位，用计算机打印的会计账簿必须连续编号，经审核无误后装订成册，并由记账人员和会计机构负责人、会计主管人员签字或者盖章。

第五十九条　启用会计账簿时，应当在账簿封面上写明单位名称和账簿名称。在账簿扉页上应当附启用表，内容包括：启用日期、账簿页数、记账人员和会计机构负责人、会计主管人员姓名，并加盖名章和单位公章。记账人员或者会计机构负责人、会计主管人员调动工作时，应当注明交接日期、接办人员或者监交人员姓名，并由交接双方人员签名或者盖章。

启用订本式账簿，应当从第一页到最后一页顺序编定页数，不得跳页、缺号。使用活页式账页，应当按账户顺序编号，并须定期装订成册。装订后再接实际使用的账页顺序编定页码。另加目录，记明每个账户的名称和页次。

第六十条 会计人员应当根据审核无误的会计凭证登记会计账簿。登记账簿的基本要求是：

（一）登记会计账簿时，应当将会计凭证日期、编号、业务内容摘要、金额和其他有关资料逐项记入账内；做到数字准确、摘要清楚、登记及时、字迹工整。

（二）登记完毕后，要在记账凭证上签名或者盖章，并注明已经登账的符号，表示已经记账。

（三）账簿中书写的文字和数字上面要留有适当空格，不要写满格；一般应占格距的 1/2。

（四）登记账簿要用蓝黑墨水或者碳素墨水书写，不得使用圆珠笔（银行的复写账簿除外）或者铅笔书写。

（五）下列情况，可以用红色墨水记账：

1. 按照红字冲账的记账凭证，冲销错误记录；

2. 在不设借贷等栏的多栏式账页中，登记减少数；

3. 在三栏式账户的余额栏前，如未印明余额方面的，在余额栏内登记负数余额；

4. 根据国家统一会计制度的规定可以用红字登记的其他会计记录。

（六）各种账簿按页次顺序连续登记，不得跳行、隔页。

如果发生跳行、隔页，应当将空行、空页划线注销，或者注明"此行空白"、"此页空白"字样，并由记账人员签名或者盖章。

（七）凡需要结出余额的账户，结出余额后。应当在"借或贷"等栏内写明"借"或者"贷"等字样。没有余额的账户，应当在"借或贷"等栏内写"平"字，并在余额栏内用"Q"表示。

现金日记账和银行存款日记账必须逐日结出余额。

（八）每一账页登记完毕结转下页时，应当结出本页合计数及余额，写在本页最后一行和下页第一行有关栏内，并在摘要栏内注明"过次页"和"承前页"字样；也可以将本页合计数及金额只写在下页第一行有关栏内，并在摘要栏内注明"承前页"字样。

对需要结计本月发生额的账户，结计"过次页"的本页合计数应当为自本月初起至本页末止的发生额合计数；对需要结计本年累计发生额的账户，结计"过次页"的本页合计数应当为自年初起至本页末止的累计数；对既不需要结计本月发生额也不需要结计本年累计发生额的账户，可以只将每页末的余额结转次页。

第六十一条 实行会计电算化的单位，总账和明细账应当定期打印。发生收款和付款业务的，在输入收款凭证和付款凭证的当天必须打印出现金日记账和银行存款日记账，并与库存现金核对无误。

第六十二条 账簿记录发生错误，不准涂改、挖补、刮擦或者用药水消除字迹，不准重新抄写，必须按照下列方法进行更正：

（一）登记账簿时发生错误，应当将错误的文字或者数字划红线注销，但必须使原有字迹仍可辨认；然后在划线上方填写正确的文字或者数字，并由记账人员在更正处盖章。对于错误的数字，应当全部划红线更正，不得只更正其中的错误数字。对于文字错误，可只划去错误的部分。

（二）由于记账凭证错误而使账簿记录发生错误，应当按更正的记账凭证登记账簿。

第六十三条 各单位应当定期对会计账簿记录的有关数字与库存实物、货币资金、有价证券、往来单位或者个人等进行相互核对，保证账证相符、账账相符、账实相符。对账工作每年至少进行一次。

（一）账证核对。核对会计账簿记录与原始凭证、记账凭证的时间，凭证字号、内容、金额是否一致，记账方向是否相符。

（二）账账核对。核对不同会计账簿之间的账簿记录是否相符，包括：总账有关账户的余额核对，总账与明细账核对，总账与日记账核对，会计部门的财产物资明细账与财产物资保管和使用部门的有关明细账核对等。

（三）账实核对。核对会计账簿记录与财产等实有数额是否相符。包括：现金日记账账面余额与现金实际库存数相核对；银行存款日记账账面余额定期与银行对账单相核对；各种财物明细账账面余额与财物实存数额相核对；各种应收、应付款明细账账面余额与有关债务、债权单位或者个人核对等。

第六十四条　各单位应当按照规定定期结账。

（一）结账前，必须将本期内所发生的各项经济业务全部登记入账。

（二）结账时，应当结出每个账户的期末余额。需要结出当月发生额的，应当在摘要栏内注明"本月合计"字样，并在下面通栏划单红线。需要结出本年累计发生额的，应当在摘要栏内注明"本年累计"字样，并在下面通栏划单红线；12月末的"本年累计"就是全年累计发生额。全年累计发生额下面应当通栏划双红线。年度终了结账时，所有总账账户都应当结出全年发生额和年末余额。

（三）年度终了，要把各账户的余额结转到下一会计年度，并在摘要栏注明"结转下年"字样；在下一会计年度新建有关会计账簿的第一行余额栏内填写上年结转的余额，并在摘要栏注明"上年结转"字样。

第四节　编制财务报告

第六十五条　各单位必须按照国家统一会计制度的规定，定期编制财务报告。财务报告包括会计报表及其说明。会计报表包括会计报表主表、会计报表附表、会计报表附注。

第六十六条　各单位对外报送的财务报告应当根据国家统一会计制度规定的格式和要求编制。单位内部使用的财务报告，其格式和要求由各单位自行规定。

第六十七条　会计报表应当根据登记完整、核对无误的会计账簿记录和其他有关资料编制，做到数字真实、计算准确、内容完整、说明清楚。任何人不得篡改或者授意、指使、强令他人篡改会计报表的有关数字。

第六十八条 会计报表之间、会计报表各项目之间，凡有对应关系的数字，应当相互一致。本期会计报表与上期会计报表之间有关的数字应当相互衔接。如果不同会计年度会计报表中各项目的内容和核算方法有变更的，应当在年度会计报表中加以说明。

第六十九条 各单位应当按照国家统一会计制度的规定认真编写会计报表附注及其说明，做到项目齐全，内容完整。

第七十条 各单位应当按照国家规定的期限对外报送财务报告。对外报送的财务报告，应当依次编定页码，加具封面，装订成册，加盖公章。封面上应当注明：单位名称，单位地址，财务报告所属年度、季度、月度，送出日期，并由单位领导人、总会计师、会计机构负责人、会计主管人员签名或者盖章。单位领导人对财务报告的合法性、真实性负法律责任。

第七十一条 根据法律和国家有关规定应当对财务报告进行审计的，财务报告编制单位应当先行委托注册会计师进行审计，并将注册会计师出具的审计报告随同财务报告按照规定的期限报送有关部门。

第七十二条 如果发现对外报送的财务报告有错误，应当及时办理更正手续。除更正本单位留存的财务报告外，并应同时通知接受财务报告的单位更正。错误较多的，应当重新编报。

第四章 会 计 监 督

第七十三条 各单位的会计机构、会计人员对本单位的经济活动进行会计监督。

第七十四条 会计机构、会计人员进行会计监督的依据是：

（一）财经法律、法规、规章；

（二）会计法律、法规和国家统一会计制度；

（三）各省、自治区、直辖市财政厅（局）和国务院业务主管部门根据《中华人民共和国会计法》和国家统一会计制度制定的具体实施办法或者补充规定；

（四）各单位根据《中华人民共和国会计法》和国家统一会计制度制定的单位内部会计管理制度；

（五）各单位内部的预算、财务计划、经济计划、业务计划。

第七十五条 会计机构、会计人员应当对原始凭证进行审核和监督。对不真实、不合法的原始凭证，不予受理。对弄虚作假、严重违法的原始凭证，在不予受理的同时，应当予以扣留，并及时向单位领导人报告，请求查明原因，追究当事人的责任。对记载不明确、不完整的原始凭证，予以退回，要求经办人员更正、补充。

第七十六条 会计机构、会计人员对伪造、变造、故意毁灭会计账簿或者账外设账行为，应当制止和纠正；制止和纠正无效的，应当向上级主管单位报告，请求作出处理。

第七十七条 会计机构、会计人员应当对实物、款项进行监督，督促建立并严格执行财产清查制度。发现账簿记录与实物、款项不符时，应当按照国家有关规定进行处理。超出会计机构、会计人员职权范围的，应当立即向本单位领导报告，请求查明原因，作出处理。

第七十八条 会计机构、会计人员对指使、强令编造、篡改财务报告行为，应当制止和纠正；制止和纠正无效的，应当向上级主管单位报告，请求处理。

第七十九条 会计机构、会计人员应当对财务收支进行监督。

（一）对审批手续不全的财务收支，应当退回，要求补充、更正。

（二）对违反规定不纳入单位统一会计核算的财务收支，应当制止和纠正。

（三）对违反国家统一的财政、财务、会计制度规定的财务收支，不予办理。

（四）对认为是违反国家统一的财政、财务、会计制度规定的财务收支。应当制止和纠正；制止和纠正无效的，应当向单位领导人提出书面意见请求处理。单位领导人应当在接到书面意见起十日内作出书面决定，并对决定承担责任。

（五）对违反国家统一的财政、财务、会计制度规定的财务收支，不予制止和纠正，又不向单位领导人提出书面意见的；也应当承担责任。

（六）对严重违反国家利益和社会公众利益的财务收支，应当向主管单位或者财政、审计、税务机关报告。

第八十条　会计机构、会计人员对违反单位内部会计管理制度的经济活动，应当制止和纠正；制止和纠正无效的，向单位领导人报告，请求处理。

第八十一条　会计机构、会计人员应当对单位制定的预算、财务计划、经济计划、业务计划的执行情况进行监督。

第八十二条　各单位必须依照法律和国家有关规定接受财政、审计、税务等机关的监督，如实提供会计凭证、会计账簿、会计报表和其他会计资料以及有关情况，不得拒绝、隐匿、谎报。

第八十三条　按照法律规定应当委托注册会计师进行审计的单位，应当委托注册会计师进行审计，并配合注册会计师的工作，如实提供会计凭证、会计账簿、会计报表和其他会计资料以及有关情况，不得拒绝、隐匿、谎报；不得示意注册会计师出具不当的审计报告。

第五章　内部会计管理制度

第八十四条　各单位应当根据《中华人民共和国会计法》和国家统一会计制度的规定，结合单位类型和内容管理的需要，建立健全相应的内部会计管理制度。

第八十五条 各单位制定内部会计管理制度应当遵循下列原则：

（一）应当执行法律、法规和国家统一的财务会计制度。

（二）应当体现本单位的生产经营、业务管理的特点和要求。

（三）应当全面规范本单位的各项会计工作，建立健全会计基础，保证会计工作的有序进行。

（四）应当科学、合理，便于操作和执行。

（五）应当定期检查执行情况。

（六）应当根据管理需要和执行中的问题不断完善。

第八十六条 各单位应当建立内部会计管理体系。主要内容包括：单位领导人、总会计师对会计工作的领导职责；会计部门及其会计机构负责人、会计主管人员的职责、权限；会计部门与其他职能部门的关系；会计核算的组织形式等。

第八十七条 各单位应当建立会计人员岗位责任制度。主要内容包括：会计人员的工作岗位设置；各会计工作岗位的职责和标准；各会计工作岗位的人员和具体分工；会计工作岗位轮换办法；对各会计工作岗位的考核办法。

第八十八条 各单位应当建立账务处理程序制度。主要内容包括：会计科目及其明细科目的设置和使用；会计凭证的格式、审核要求和传递程序；会计核算方法；会计账簿的设置；编制会计报表的种类和要求；单位会计指标体系。

第八十九条 各单位应当建立内部牵制制度。主要内容包括：内部牵制制度的原则；组织分工；出纳岗位的职责和限制条件；有关岗位的职责和权限。

第九十条 各单位应当建立稽核制度。主要内容包括：稽核工作的组织形式和具体分工；稽核工作的职责、权限；审核会计凭证和复核会计账簿、会计报表的方法。

第九十一条 各单位应当建立原始记录管理制度。主要内容包括：原始记录的内容和填制方法；原始记录的格式；原始记录的审核；原始记录填制人的责任；原始记录签署；传递、汇集要求。

第九十二条 各单位应当建立定额管理制度。主要内容包括：定额管理的范围；制定和修订定额的依据、程序和方法；定额的执行；定额考核和奖惩办法等。

第九十三条 各单位应当建立计量验收制度。主要内容包括：计量检测手段和方法；计量验收管理的要求；计量验收人员的责任和奖惩办法。

第九十四条 各单位应当建立财产清查制度。主要内容包括：财产清查的范围；财产清查的组织；财产清查的期限和方法；对财产清查中发现问题的处理办法；对财产管理人员的奖惩办法。

第九十五条 各单位应当建立财务收支审批制度。主要内容包括：财务收支审批人员和审批权限；财务收支审批程序；财务收支审批人员的责任。

第九十六条 实行成本核算的单位应当建立成本核算制度。主要内容包括：成本核算的对象；成本核算的方法和程序；成本分析等。

第九十七条 各单位应当建立财务会计分析制度。主要内容包括：财务会计分析的主要内容；财务会计分析的基本要求和组织程序；财务会计分析的具体方法；财务会计分析报告的编写要求等。

第六章 附 则

第九十八条 本规范所称国家统一会计制度，是指由财政部制定，或者财政部与国务院有关部门联合制定，或者经财政部审核批准的在全国范围内统一执行的会计规章、准则、办法等规范性文件。本规范所称会计主管人员，是指不设置会计机构、只在其他机构中设置专职会计人员的单位行使会计机构负责人职权的人员。本规范第三章第二节和第三节关于填制会计凭证、登记会计账簿的规定，除特别指出外，一般适用于手工记账。实行会计电算化的单位，填制会计凭证和登记会计账簿的有关要求，应当符合财政部关于会计电算化的有关规定。

第九十九条 各省、自治区、直辖市财政厅（局）、国务院各业务主管部门可以根据本规范的原则，结合本地区、本部门的具体情况，制定具体实施办法，报财政部备案。

第一百条 本规范由财政部负责解释、修改。

第一百零一条 本规范自公布之日起实施。1984年4月24日财政部发布的《会计人员工作规则》同时废止。

会计档案管理办法

1998 年 8 月 21 日　财会字 [1998] 32 号

第一条　为了加强会计档案管理，统一会计档案管理制度，更好地为发展社会主义市场经济服务，根据《中华人民共和国会计法》和《中华人民共和国档案法》的规定，制定本办法。

第二条　国家机关、社会团体、企业、事业单位、按规定应当建账的个体工商户和其他组织（以下简称各单位），应当依照本办法管理会计档案。

第三条　各级人民政府财政部门和档案行政管理部门共同负责会计档案工作的指导、监督和检查。

第四条　各单位必须加强对会计档案管理工作的领导，建立会计档案的立卷、归档、保管、查阅和销毁等管理制度，保证会计档案妥善保管、有序存放、方便查阅、严防毁损、散失和泄密。

第五条 会计档案是指会计凭证、会计账簿和财务报告等会计核算专业材料,是记录和反映单位经济业务的重要史料和证据。具体包括:

(一)会计凭证类:原始凭证、记账凭证、汇总凭证、其他会计凭证。

(二)会计账簿类:总账、明细账、日记账、固定资产卡片、辅助账簿、其他会计账簿。

(三)财务报告类:月度、季度、年度财务报告,包括会计报表、附表、附注及文字说明,其他财务报告。

(四)其他类:银行存款余额调节表,银行对账单,其他应当保存的会计核算专业资料,会计档案移交清册,会计档案保管清册,会计档案销毁清册。

第六条 各单位每年形成的会计档案,应当由会计机构按照归档要求,负责整理立卷,装订成册,编制会计档案保管清册。

当年形成的会计档案,在会计年度终了后,可暂由会计机构保管一年,期满之后,应当由会计机构编制移交清册,移交本单位档案机构统一保管;未设立档案机构的,应当在会计机构内部指定专人保管。出纳人员不得兼管会计档案。

移交本单位档案机构保管的会计档案,原则上应当保持原卷册的封装。个别需要拆封重新整理的,档案机构应当会同会计机构和经办人员共同拆封整理,以分清责任。

第七条 各单位保存的会计档案不得借出。如有特殊需要,经本单位负责人批准,可以提供查阅或者复制,并办理登记手续。查阅或者复制会计档案的人员，严禁在会计档案上涂画、拆封和抽换。

各单位应当建立健全会计档案查阅、复制登记制度。

第八条 会计档案的保管期限分为永久、定期两类。定期保管期限分为3年、5年、10年、15年、25年五类。

会计档案的保管期限，从会计年度终了后的第一天算起。

第九条 本办法规定的会计档案保管期限为最低保管期限，各类会计档案的保管原则上应当按照本办法附表所列期限执行。

各单位会计档案的具体名称如有同本办法附表所列档案名称不相符的，可以比照类似档案的保管期限办理。

第十条 保管期满的会计档案，除本办法第十一条规定的情形外，可以按照以下程序销毁：

（一）由本单位档案机构会同会计机构提出销毁意见，编制会计档案销毁清册，列明销毁会计档案的名称、卷号、册数、起止年度和档案编号、应保管期限、已保管期限、销毁时间等内容。

（二）单位负责人在会计档案销毁清册上签署意见。

（三）销毁会计档案时，应当由档案机构和会计机构共同派员监销。国家机关销毁会计档案时，应当由同级财政部门、审计部门派员参加监销。财政部门销毁会计档案时，应当由同级审计部门派员参加监销。

（四）监销人在销毁会计档案前，应当按照会计档案销毁清册所列内容清点核对所要销毁的会计档案。销毁后，应当在会计档案销毁清册上签名盖章，并将监销情况报告本单位负责人。

第十一条 保管期满但未结清的债权债务原始凭证和涉及其他未了事项的原始凭证，不得销毁，应当单独抽出立卷，保管到未了事项完结时为止。单独抽出立卷的会计档案，应当在会计档案销毁清册和会计档案保管清册中列明。

正在项目建设期间的建设单位，其保管期满的会计档案不得销毁。

第十二条 采用电子计算机进行会计核算的单位，应当保存打印出的纸质会计档案。具备采用磁带、磁盘、光盘、微缩胶片等磁性介质保存会计档案条件的，由国务院业务主管部门统一规定，并报财政部、国家档案局备案。

第十三条 单位因撤销、解散、破产或者其他原因而终止的，在终止和办理注销登记手续之前形成的会计档案，应当由终止单位的业务主管部门或财产所有者代管或移交有关档案馆代管，法律、行政法规另有规定的，从其规定。

第十四条 单位分立后原单位存续的，其会计档案应当由分立后的存续方统一保管，其他方可查阅、复制与其业务相关的会计档案；单位分立后原单位解散的，其会计档案应当经各方协商后由其中一方代管或移交档案馆代管，各方可查阅、复制与其业务相关的会计档案。单位分立中未结清的会计事项所涉及的原始凭证，应当单独抽出由业务相关方保存，并按规定办理交接手续。

单位因业务移交其他单位办理所涉及的会计档案，应当由原单位保管，承接业务单位可查阅、复制与其业务相关的会计档案，对其中未结清的会计事项所涉及的原始凭证，应当单独抽出由业务承接单位保存，并按规定办理交接手续。

第十五条 单位合并后原各单位解散或一方存续其他方解散的，原各单位的会计档案应当由合并后的单位统一保管；单位合并后原各单位仍存续的，其会计档案仍应由原各单位保管。

第十六条 建设单位在项目建设期间形成的会计档案，应当在办理竣工决算后移交给建设项目的接受单位，并按规定办理交接手续。

第十七条 单位之间交接会计档案的，交接双方应当办理会计档案交接手续。

移交会计档案的单位，应当编制会计档案移交清册，列明应当移交的会计档案名称、卷号、册数、起止年度和档案编号、应保管期限、已保管期限等内容。

交接会计档案时，交接双方应当按照会计档案移交清册所列内容逐项交接，并由交接双方的单位负责人负责监交。交接完毕后，交接双方经办人和监交人应当在会计档案移交清册上签名或者盖章。

第十八条 我国境内所有单位的会计档案不得携带出境。驻外机构和境内单位在境外设立的企业（简称境外单位）的会计档案，应当按照本办法和国家有关规定进行管理。

第十九条 预算、计划、制度等文件材料，应当执行文书档案管理规定，不适用本办法。

第二十条 各省、自治区、直辖市人民政府财政部门、档案管理部门,国务院各业务主管部门,中国人民解放军总后勤部,可以根据本办法的规定,结合本地区、本部门的具体情况,制定实施办法,报财政部和国家档案局备案。

第二十一条 本办法由财政部负责解释,自1999年1月1日起执行。1984年6月1日财政部、国家档案局发布的《会计档案管理办法》自本办法执行之日起废止。

附表一:企业和其他组织会计档案保管期限表

附表二:财政总预算、行政单位、事业单位和税收会计档案保管期限表

附表一　企业和其他组织会计档案保管期限表

序号	档案名称	保管期限	备注
一	会计凭证类		
1	原始凭证	15年	
2	记账凭证	15年	
3	汇总凭证	15年	
二	会计账簿类		
4	总账	15年	包括日记总账
5	明细账	15年	
6	日记账	15年	现金和银行存款日记账保管25年
7	固定资产卡片		固定资产报废清理后保管5年
8	辅助账簿	15年	
三	财务报告类		包括各级主管部门汇总财务报告
9	月、季度财务报告	3年	包括文字分析
10	年度财务报告（决算）	永久	包括文字分析
四	其他类		
11	会计移交清册	15年	
12	会计档案保管清册	永久	
13	会计档案销毁清册	永久	
14	银行余额调节表	5年	
15	银行对账单	5年	

附表二 财政总预算、行政单位、事业单位和税收会计档案保管期限表

序号	档案名称	保管期限			备注
		财政总预算	行政、事业单位	税收会计	
一	会计凭证类				
1	国家金库编送的各种报表及缴库退库凭证	10年		10年	
2	各收入机关编送的报表	10年			
3	行政单位和事业单位的各种会计凭证		15年		包括：原始凭证、记账凭证和传票汇总表
4	各种完税凭证和缴、退库凭证			15年	缴款书存根联在销号后保管2年
5	财政总预算拨款凭证及其他会计凭证	15年			包括：拨款凭证和其他会计凭证
6	农牧业税结算凭证			15年	
二	会计账簿类				
7	日记账		15年	15年	
8	总账	15年	15年	15年	
9	税收日记账（总账）和税收票证分类出纳账			25年	
10	明细分类、分户账或登记簿	15年	15年	15年	
11	现金出纳账、银行存款账		25年	25年	
12	行政单位和事业单位固定资产明细账（卡片）				行政单位和事业单位固定资产报废清理后保管5年
三	财务报告类				
13	财政总决算	永久			
14	行政单位和事业单位决算	10年	永久		

续表

序号	档案名称	保管期限			备 注
		财政总预算	行政、事业单位	税收会计	
15	税收年报（决算）	10年		永久	
16	国家金库年报（决算）	10年		永久	
17	基本建设拨、贷款年报（决算）	10年			
18	财政总预算会计旬报	3年			所属单位报送的保管2年
19	财政总预算会计月、季度报表	5年			所属单位报送的保管2年
20	行政单位和事业单位会计月、季度报表		5年		所属单位报送的保管2年
21	税收会计报表（包括票证报表）			10年	电报保管1年，所属税务机关报送的保管3年
四	其他类				
22	会计移交清册	15年	15年	15年	
23	会计档案保管清册	永久	永久	永久	
24	会计档案销毁清册	永久	永久	永久	

注：税务机关的税务经费会计档案保管期限，按行政单位会计档案保管期限规定办理。